Le mot de Michel Cymes

Le mal de dos… ? Qui n'a pas été concerné un jour ou l'autre ? Selon l'Institut national de recherche et sécurité (INRS), plus de deux salariés sur trois ont souffert, souffrent ou souffriront un jour d'une lombalgie (nom scientifique qui désigne les douleurs au bas du dos). Lors d'un sondage réalisé en 2017, 40 % des personnes interrogées indiquaient avoir eu mal au dos plus de dix fois dans les cinq années précédant le sondage ! Et le phénomène touche toutes les générations, même les plus jeunes. C'est d'ailleurs le deuxième motif de consultation médicale, et pourtant près d'une personne sur cinq ne traite pas ses douleurs en pensant que cela va passer tout seul… ou pire, en estimant que se reposer et ne pas mobiliser sa colonne aidera à aller mieux. Erreur !

Comme vous le verrez tout au long de ce cahier, bouger, adopter les bonnes postures, entretenir sa musculature, se déstresser, etc., tout cela fait partie du b.a.-ba de l'arsenal de gestes que nous pouvons adopter pour prévenir et soulager le mal du siècle avant qu'il ne devienne chronique. Car en avoir plein le dos est loin d'être une fatalité !

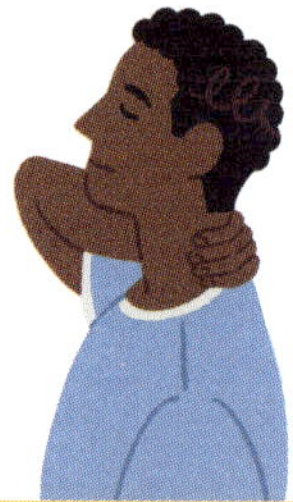

L'autodiagnostic

Où en êtes-vous avec votre dos ?

La capacité à rester dans une position sans gêne, l'intensité de la douleur, son retentissement au quotidien… autant de signes qui permettent d'évaluer l'état de votre dos. Faites ce petit bilan, afin de définir les conseils et les exercices les plus adaptés à votre profil.

1. Depuis combien de temps ai-je mal ?

Indiquez un chiffre (entre 1 et 10) correspondant au nombre de semaines écoulées depuis que vous avez mal.

Note : ....

2. Quelle était l'intensité de ma douleur durant les sept derniers jours ?

Indiquez un chiffre (entre 1 pour « pas de douleur » et 10 pour « douleur maximale imaginable »).

Note : ....

3. Au cours des trois derniers mois, en moyenne, quelle a été l'intensité de ma douleur ?

Indiquez un chiffre (entre 1 pour « pas de douleur » et 10 pour « douleur maximale imaginable »).

Note : ....

4. Au cours des trois derniers mois, en moyenne, comment évaluer la fréquence de mes épisodes douloureux ?

Indiquez un chiffre (entre 1 pour « jamais » et 10 pour « toujours »).

Note : ....

Concernant les répercussions de la douleur sur vos activités quotidiennes :

5. Je peux avoir une activité sportive légère pendant une heure.

Indiquez un chiffre (entre 1 pour « je peux parfaitement » et 10 pour « je ne peux pas »).

Note : ....

Les Cahiers Dr. Good! Michel Cymes

Dr Ornella Laburthe-Tolra

Je prends soin de mon dos

Illustrations :
Camille Pagni (intérieur)
Kei Lam (couverture)

SOLAR EDITIONS

Sommaire

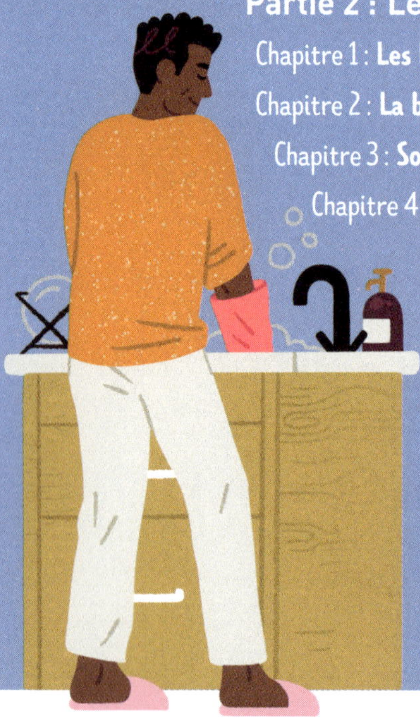

6. Je peux rester dans ma posture de travail pendant une heure.

Indiquez un chiffre (entre 1 pour « je peux parfaitement » et 10 pour « je ne peux pas »).

Note : ....

7. Je peux effectuer mes travaux ménagers habituels.

Indiquez un chiffre (entre 1 pour « je peux parfaitement » et 10 pour « je ne peux pas »).

Note : ....

8. Je peux faire mes courses de la semaine.

Indiquez un chiffre (entre 1 pour « je peux parfaitement » et 10 pour « je ne peux pas »).

Note : ....

9. Je peux dormir la nuit.

Indiquez un chiffre (entre 1 pour « je peux parfaitement » et 10 pour « je ne peux pas »).

Note : ....

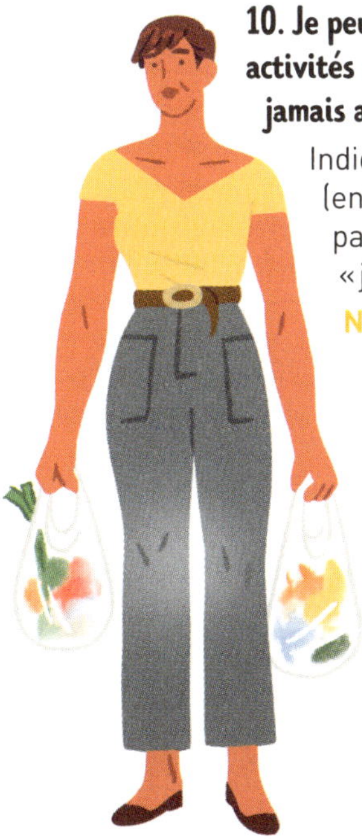

10. Je peux effectuer les activités de mon quotidien sans jamais avoir besoin d'aide.

Indiquez un chiffre (entre 1 pour « je peux parfaitement » et 10 pour « je ne peux pas »).

Note : ....

Concernant votre manière de gérer cela :

11. Suis-je capable de diminuer ma douleur efficacement ?

Indiquez un chiffre (entre 1 pour « j'en suis parfaitement capable » et 10 pour « j'en suis incapable »).

Note : ....

12. Quelle est le risque que ma douleur actuelle devienne persistante, selon ce que je ressens ?

Indiquez un chiffre (entre 1 pour « pas de risque » et 10 pour « risque très élevé »).

Note : ....

13. Le fait d'être tendu ou anxieux a-t-il un impact sur mon mal de dos ?

Indiquez un chiffre (entre 1 pour « pas du tout » et 10 pour « extrêmement »).

Note : ....

14. Ma douleur a-t-elle un impact sur ma vie professionnelle, selon ce que je ressens ?

Indiquez un chiffre (entre 1 pour « pas du tout » et 10 pour « extrêmement »).

Note : ....

15. Ma douleur a-t-elle un impact sur ma vie personnelle, selon ce que je ressens ?

Indiquez un chiffre (entre 1 pour « pas du tout » et 10 pour « extrêmement »).

Note : ....

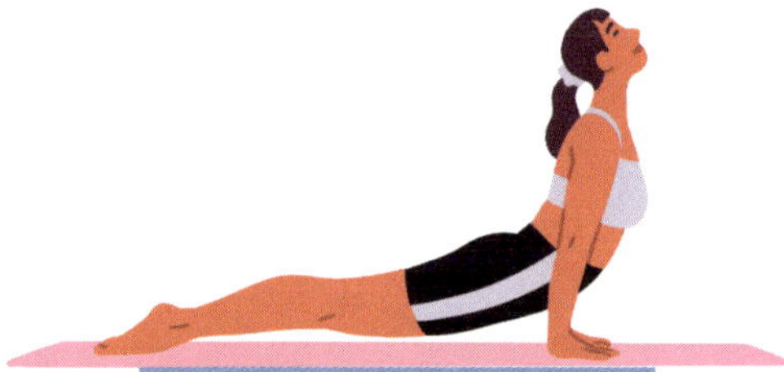

Faites les comptes !

La somme de tous les chiffres que vous avez indiqués :	

Entre 0 et 50 : Ca va, mais peut mieux faire... (profil 1)

Votre douleur au dos est relativement peu présente dans votre vie et c'est tant mieux ! Plein de petits détails du quotidien vont cependant vous permettre d'éviter que la douleur ne revienne et, surtout, qu'elle ne s'installe. Prenez votre dos en main, ça en vaut vraiment la peine... Soignez vos postures (voir pp. 13 et 30), faites du sport pour renforcer vos muscles (voir pp. 25 et 52) et ne laissez pas le stress monter (voir pp. 13 et 43).

Entre 50 et 100 : Aïe, ça coince déjà un peu ! (profil 2)

Votre douleur au dos est déjà trop présente dans votre vie et des remèdes existent, vous le savez pour l'avoir déjà expérimenté. Mais le souci est que ce mal revient, s'installe tout doucement, mine de rien, et vous l'appréhendez. C'est maintenant que le changement s'impose, soyez proactif. Il vaut mieux comprendre pourquoi vous avez mal en consultant un médecin. Vous devez mettre en place avec lui de bonnes habitudes pour que cette douleur ne s'installe pas plus : il faut renforcer les muscles de votre dos, les étirer aussi, en faisant deux à trois fois par semaine des séances de rééducation (voir pp. 25 et 51), par ailleurs continuer à faire du sport et à bouger. Votre alimentation va avoir un impact aussi (voir pp. 15 et 41), soignez-la ! Pensez à prendre soin de votre niveau émotionnel, et notamment de votre niveau de stress (voir pp. 13 et 43), c'est important.

Entre 100 et 150 : Il est grand temps d'agir ! (profil 3)

Votre dos vous fait réellement souffrir, la douleur vous gêne très souvent, trop souvent, et votre moral s'en trouve du coup affecté. Vous désespérez de trouver des solutions et pensez que c'est déjà trop tard, mais non ! Allez voir votre médecin, mettez en place avec lui un vrai programme de renforcement musculaire et d'étirements chez un kinésithérapeute (voir pp. 25 et 52). Soyez proactif, mettez en place de bonnes habitudes de vie qui feront la différence dans le temps : vos postures (voir pp. 13 et 30), votre alimentation (voir pp. 15 et 41), les sports à pratiquer qui sont bons pour des dos déjà un peu « abîmés », la gestion de votre stress (voir pp. 13 et 43). La douleur diminuera, jusqu'à peut-être disparaître, c'est possible !

Partie 1

Le dos, de quoi on parle ?

Le dos fait beaucoup parler de lui, et pourtant il reste une partie du corps que l'on ne connait pas très bien. Sans doute parce qu'on ne lui fait « pas face », mais aussi parce que son anatomie est complexe : une prouesse architecturale d'une finesse et d'une intelligence incroyables, capable de supporter le poids entier d'un corps tout en lui permettant une mobilité très importante. Visite guidée.

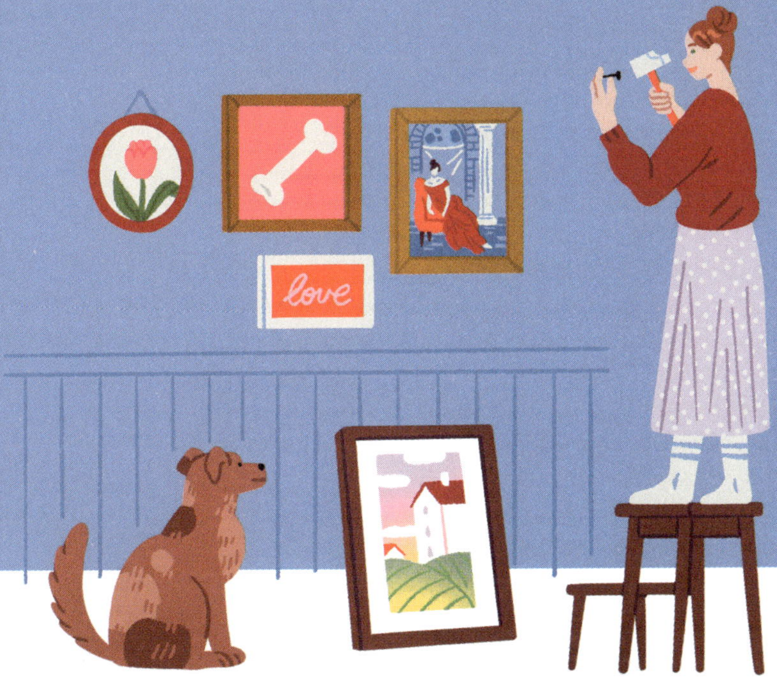

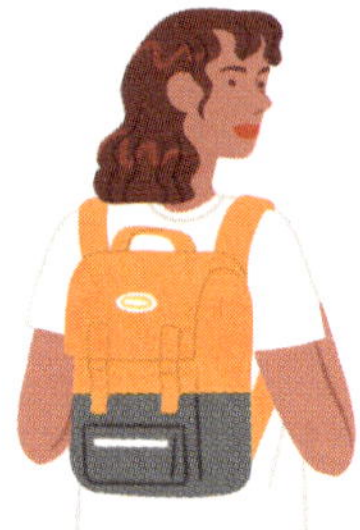

Chapitre 1

Eiffel n'aurait pas fait mieux !

Le dos est un trésor d'équilibre fait de muscles, de nerfs et de ligaments qui s'articulent autour de notre colonne vertébrale. Sans cette subtile architecture, impossible de nous lever et de marcher…

La colonne vertébrale, le pilier de notre corps

Imaginez un pilier dur, mais flexible. Bienvenue sur notre colonne vertébrale qui relie le crâne au bassin et à partir duquel tout le corps se structure. La colonne est habituellement « découpée » en plusieurs parties qui correspondent à des utilisations précises et distinctes de notre corps.

Quatre sections plus ou moins mobiles

- Commençons par le « haut », la partie cervicale, qui correspond à notre cou. C'est une partie très mobile (sinon nous ne bougerions pas la tête) et qui soutient notre crâne. Elle est constituée d'un empilement de 7 vertèbres dont la première se situe à la base du crâne. Du fait de solicitations quotidiennes, elle est souvent douloureuse (contractures musculaires ou bien arthrose).
- Ensuite, se trouve la colonne thoracique constituée de 12 vertèbres. À chacune d'entre elles viennent s'attacher nos côtes. Cette partie de la colonne est bien moins mobile et en principe moins sujette aux douleurs.
- Ce n'est pas le cas de la colonne lombaire, constituée de 5 vertèbres. Très mobile (pensez à tous les mouvements de hanches et de flexion du torse que l'on est amené à réaliser tous les jours), c'est la portion qui porte le plus le poids de notre corps. Ce qui rend nos lombaires doublement vulnérables.

COLONNE VERTÉBRALE

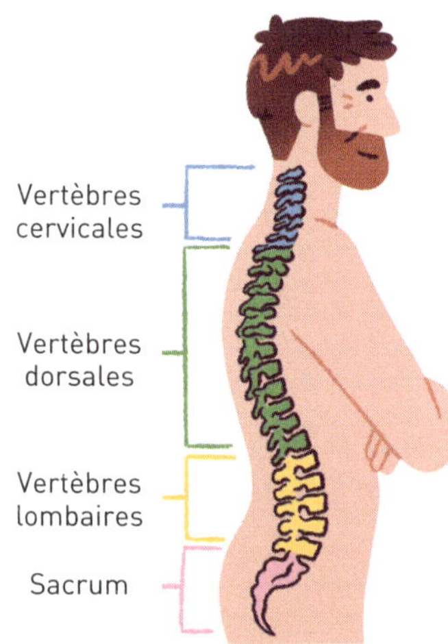

- Enfin, se trouve la colonne terminale qui est constituée du sacrum, formé de 5 vertèbres soudées les unes aux autres sur lesquelles viennent s'attacher les ailes du bassin ; et du coccyx, dont le nombre de vertèbres varie selon les êtres humains (pour on ne sait quelle raison), entre 3 et 5 vertèbres. Le coccyx, ce reste de « queue » de nos ancêtres, sait malheureusement se manifester dès que l'on fait une mauvaise chute...

Des lignes droites, des creux et des bosses

Si notre colonne est un pilier, elle n'est pas un pilier droit. Enfin si, vue de face. De profil, elle dessine de belles courbes, entre creux et bosses. Il ne s'agit pas d'une question d'esthétique. Ces courbures ont une fonction très importante, elles permettent à la colonne de résister plus efficacement aux contraintes qu'elle subit. Cette dernière est ainsi dix fois plus résistante que si elle était rectiligne : les courbures se comportent comme des amortisseurs de chocs. Elles se dessinent au fil de notre « mise en mouvement », dès les premiers mois de notre vie. Le creux de notre cou se forme au moment où, bébé, nous apprenons à redresser la tête. Le creux du bas du dos, au moment où nous apprenons à marcher.

Parfois trop accentués

Parfois, ces courbures sortent de la norme. Lorsque la colonne se met à « vriller », on appelle cela une scoliose. Elle peut vriller de face et dessiner alors un « c » ou un « s ». Elle peut également vriller de profil et donner un aspect voûté aux gens (on appelle cela une hypercyphose), ou un aspect creusé : les cambrures de certaines femmes, notamment (on appelle cela une hyperlordose). Parfois, les deux anomalies de courbures se conjuguent. La scoliose est un problème assez fréquent puisqu'on estime qu'une personne sur dix, environ, en est « atteinte ». Cela nécessite toujours l'avis et le suivi d'un médecin, car, selon le degré de scoliose, il faudra parfois envisager de porter un corset pour stopper l'évolution de la déformation, ou au moins pratiquer de la rééducation chez un kinésithérapeute.

COURBURES

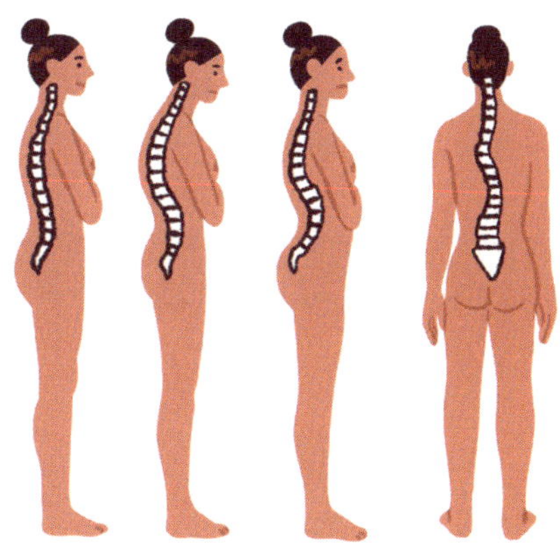

normale hypercyphose hyperlordose scoliose

Les disques, les amortisseurs du dos

Ce sont de petits amortisseurs au contenu gélatineux qui sont positionnés entre deux vertèbres pour permettre leur mobilité. Ces disques intervertébraux ne sont qu'au nombre de 23, car ils ne sont pas présents partout (notamment pas entre les deux premières vertèbres cervicales, ainsi qu'au niveau du sacrum et du coccyx, puisque ce sont des vertèbres non-mobiles entre elles). Les disques présents au niveau des vertèbres lombaires sont les plus épais, car c'est la partie du dos la plus soumise aux contraintes et pressions. Malheureusement, ils vont s'user avec le temps et selon l'utilisation que l'on a de notre dos.

Ils n'aiment pas la pression

Au cours d'une journée, la pression qui s'exerce sur eux varie énormément, selon les mouvements que l'on exécute et selon la manière dont on les exécute. Certains mouvements sollicitent clairement beaucoup plus les disques. Si on ne fait pas attention, ces derniers risquent de s'abîmer, de se fissurer, et des hernies (voir p. 18) peuvent apparaitre, entraînant des douleurs parfois importantes.

La position allongée est celle qui permet la pression la plus basse. Dès que l'on se met debout, la pression discale est multipliée par 4 ! Le pire va être de se pencher vers l'avant pour ramasser quelque chose de lourd (la pression va alors être multipliée par 11 !). D'où l'importance, lors de nos gestes quotidiens, d'apprendre à réaliser les mouvements justes.

ZOOM SUR DES VERTÈBRES

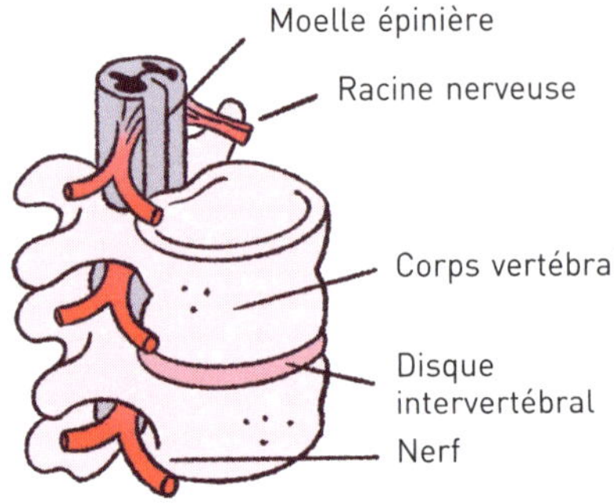

LA PRESSION DISCALE SELON LA POSITION

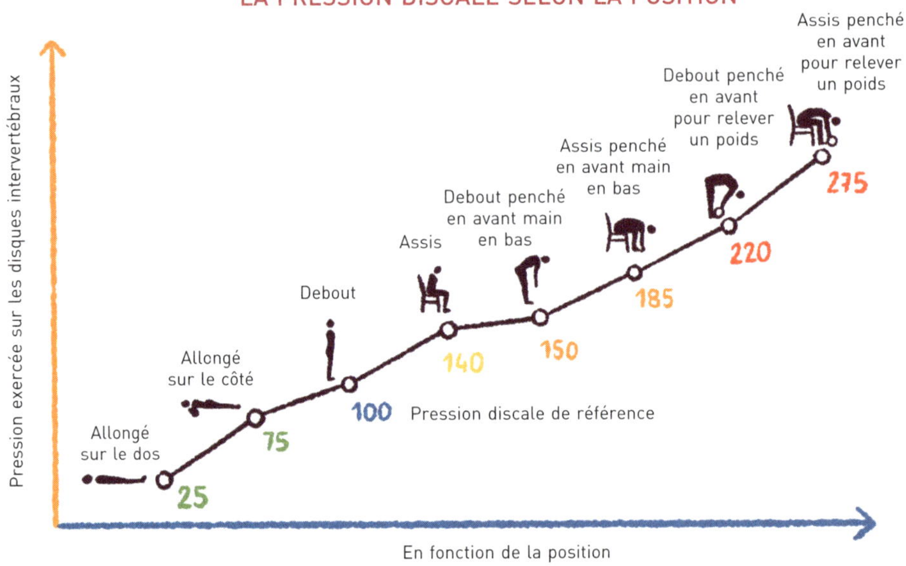

Les muscles, indispensable soutien

Leur rôle de maintien est largement sous-estimé, car on pense que notre corps peut fonctionner sans développer sa masse musculaire, sans l'entretenir au quotidien... C'est un tort! Les muscles ou le manque de muscles sont à l'origine de beaucoup de nos maux : on estime que dans deux cas sur trois, les personnes qui souffrent du dos ont une contracture musculaire. Aussi, entretenir sa musculature (et on ne parle pas de *body-building*) va permettre d'éviter de nombreux soucis...

Les muscles profonds, le maintien

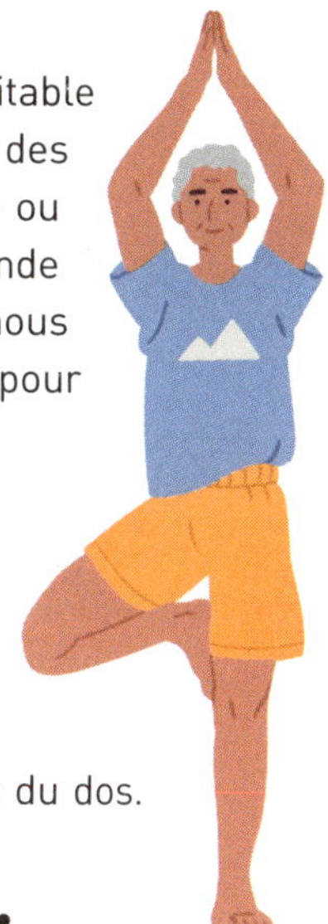

Ce sont des muscles qui maintiennent la colonne, et qui servent à faire d'elle un véritable pilier, solide et capable de supporter le poids de l'ensemble du corps. Ils portent des noms imprononçables, comme «splenius», «érecteur du rachis», «longissimus» ou «épineux»! Pendant longtemps, ils étaient peu considérés, jusqu'à ce que l'on se rende compte de leur rôle essentiel. Les adeptes de yoga et de pilates sauront de quoi nous parlons. Ces disciplines ont compris depuis des années qu'il faut les développer pour avoir un dos solide.

Les muscles superficiels, la mobilité

Ils servent à actionner le dos et donc à nous mobiliser dans tous les sens. On connait les muscles trapèzes qui encadrent le cou, les grands dorsaux qui couvrent le dos depuis les omoplates jusqu'au bas du dos, les muscles psoas-iliaques, plus profonds, situés autour des hanches, et les abdominaux, qui assistent les muscles du dos.

Les racines nerveuses, autoroutes de l'information

À chaque étage de la colonne sortent, de part et d'autre, les racines nerveuses.

Nerfs moteurs et nerfs sensitifs

Les nerfs moteurs servent à relayer l'information depuis le cerveau jusque vers les muscles, en passant par la moelle épinière. Concrètement, ils permettent donc à un muscle de s'activer (de se contracter) lorsque le cerveau le lui demande.
Les nerfs sensitifs servent, eux, à l'inverse, à faire parvenir l'information des capteurs sensoriels (de la peau, des muscles,etc.) au cerveau.

Quand ça pince...

Le hic, c'est quand des racines nerveuses vont se retrouver «pincées» par un élément voisin qui se déplace et vient appuyer dessus. Cela peut donner des douleurs ou des sensations d'engourdissement des membres, et ce, alors même que le problème vient du dos. La sciatique en est un parfait exemple : une douleur dans la jambe, dont l'origine se situe au niveau des vertèbres.

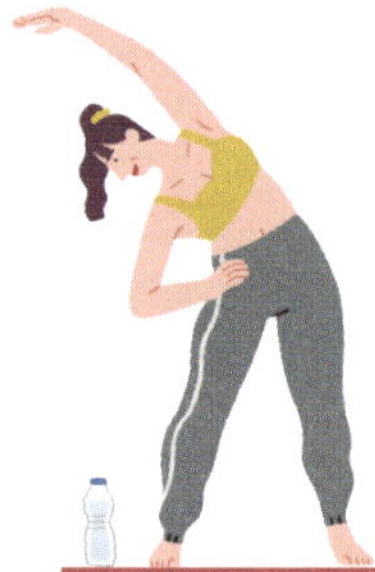

Chapitre 2

Les ennemis du dos

Comme pour beaucoup de pathologies, l'égalité n'existe pas et nous ne sommes pas tous armés de la même façon pour résister au mal du siècle ! Heureusement, nous pouvons avoir la main sur certains facteurs aggravants.

L'hérédité

Quand nos parents, notre frère ou notre sœur ont des soucis de dos, on a plus de risque d'en avoir soi-même. Cela concerne notamment l'arthrose et l'ostéoporose. Une étude, publiée en février 1999, conduite sur près de 400 jumeaux, confirme qu'entre 60 et 74 % des cas, ils souffrent des mêmes usures au niveau des mêmes disques intervertébraux. Mais il y a aussi, sûrement, une part de l'éducation et de l'environnement familial : le mimétisme des enfants vis-à-vis de leurs parents et de leurs frère(s) et/ou sœur(s) fait certainement que des mauvaises postures et des mauvais mouvements sont repris par les uns et les autres.

L'âge

Concernant l'arthrose de la colonne, on peut franchement parler d'épidémie, puisque quasiment

NON, LE MAL DE DOS N'A PAS DE GENRE !

Il n'y a pas de déterminisme génétique homme/femme dans le mal de dos. En revanche, les comportements et habitudes de vie qui appartiennent à chaque genre peuvent, eux, le favoriser. Les femmes souffrent souvent davantage de douleurs cervicales : cela serait lié au fait qu'elles ont en général une plus faible masse musculaire (d'autant plus après la ménopause). Les hommes, eux, ont bien plus souvent mal dans la région lombaire, parce qu'ils portent plus souvent les charges lourdes, ont plus souvent des professions à risque (métiers du bâtiment, déménageurs, etc.), ainsi que des pratiques sportives plus à risque (rugby, musculation, sports de combats, etc.).

tout le monde en présentera dans sa vie ! 60 % des personnes âgées de plus de 35 ans, hommes et femmes confondus, présentent des signes d'arthrose radiologiques, mais cela ne veut pas dire que c'est douloureux. Cela passe à 84 % des hommes et 74 % des femmes à partir de 50 ans. L'arthrose de la colonne vertébrale est la plus fréquente dans la tranche d'âge 65-75 ans (70 à 75 % des personnes), par rapport à d'autres localisations. Concernant les hernies discales, en revanche, elles touchent la plupart du temps des hommes âgés de 35 à 55 ans, et ce, du fait de leurs activités souvent bien plus physiques que celles des femmes.

Le stress

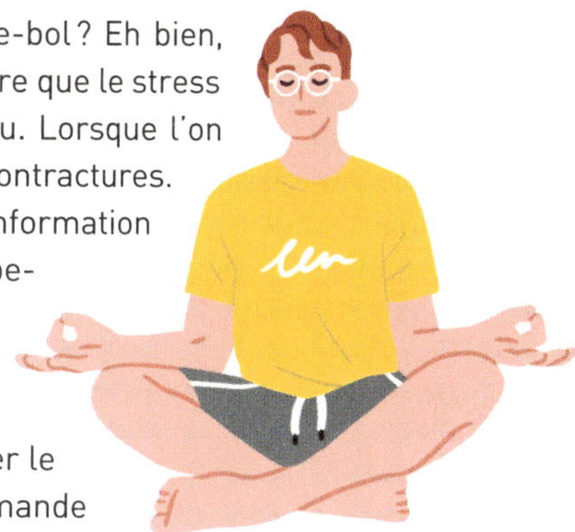

Ne dit-on pas « j'en ai plein le dos » pour dire qu'on en a ras-le-bol ? Eh bien, il existe un lien direct entre stress et douleurs au dos, au même titre que le stress et les maux de tête, ou encore le stress et les maladies de peau. Lorsque l'on est « tendu » physiologiquement, on se raidit, ce qui alimente les contractures. Notre cerveau est un centre de traitement et de production de l'information qui ne saurait oublier ou cacher une émotion qui viendrait se rappeler à lui de manière répétitive. Dès lors, quand la douleur devient chronique, on peut se poser les questions suivantes : « pourquoi ai-je mal au dos ? » ; « qu'est-ce que mon corps me dit ? ». Ces interrogations ont quasiment tout autant leur place pour expliquer le mal de dos que la réalisation d'un scanner ou d'une IRM (la demande de ces examens étant réservée à l'évalutation d'un médecin uniquement).

Les mauvaises postures

Couché, assis, debout : toutes les positions peuvent nuire à notre colonne. Par exemple, lorsque vous travaillez devant votre ordinateur portable assis sur une mauvaise chaise, sur une table basse de salon, ou bien lorsque vous dormez sur le ventre avec un gros oreiller sous la tête et que le matelas est mou. Vous pensez que ce sont des détails ? Détrompez-vous ! Cela peut vraiment faire la différence sur l'usure du dos et du reste des articulations ! Rendez-vous dans la partie coaching (voir p. 30), pour apprendre les bons gestes du quotidien.

STOP
AUX IDÉES REÇUES !

Les grands n'ont pas bon dos...

Non, le fait d'être grand ne favorise pas le mal de dos. Il n'y a pas de lien en soi entre la taille et la survenue de douleurs au dos.

Le travail

Une mauvaise gestuelle répétée, des postures mal adaptées, la sédentarité liée aux activités de bureau… le travail a un impact très important sur le mal de dos. Le Code du travail impose aux patrons de proposer à leurs employés « les meilleures conditions de travail possibles ». Par exemple : l'achat de matériel ergonomique comme des tables et fauteuils adaptés pour les employés sédentaires, ou des ateliers d'apprentissage des « bons gestes » pour les personnes amenées à manipuler des charges lourdes. Et c'est sans compter la partie émotionnelle liée à l'activité professionnelle. De mauvaises conditions psychologiques sont également nuisibles au corps. Car, si on est tendu, stressé, démoralisé, on peut d'autant plus facilement laisser s'installer ou entretenir une douleur chronique.

LES TROUBLES MUSCULOSQUELETTIQUES (TMS), QUÈSACO ?

Cette expression regroupe l'ensemble des maladies localisées au niveau ou autour des articulations (dos, poignets, etc.). Ils sont le résultat d'une sollicitation des articulations trop importante dans le temps ; elles vont de ce fait s'abîmer et engendrer des douleurs. Toutes les activités peuvent entraîner leur apparition dès lors que cela provoque de l'usure. C'est pourquoi, beaucoup de TMS sont inscrits aux tableaux des maladies professionnelles. Les loisirs (le jardinage, le bricolage, la pratique sportive, etc.) peuvent également provoquer leur survenue.

Le tabac

Tout d'abord, fumer perturbe le transport de l'oxygène dans les muscles, disques, tendons, etc. Ensuite, les fumeurs toussent plus facilement et mécaniquement, cela peut entretenir les douleurs au dos. Enfin, des chercheurs (travaux du Dr Bogdan Petre) ont découvert que chez les fumeurs, deux zones du cerveau liées à la douleur étaient beaucoup plus actives que chez les non-fumeurs. Une raison de plus d'arrêter, non ?

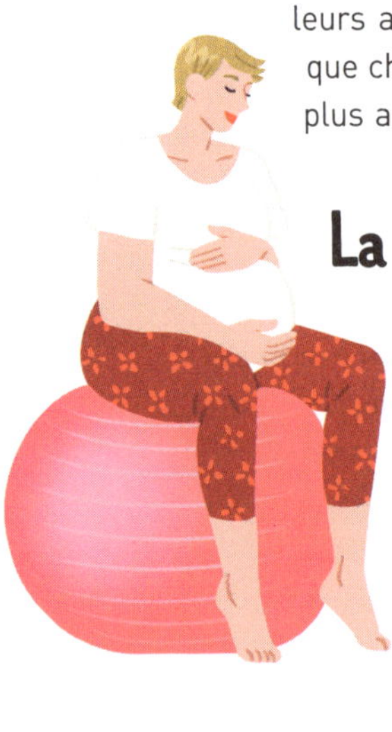

La grossesse

Le mot « ennemi » est un peu fort, mais les maux de dos touchent environ 50 % des femmes enceintes. Ils apparaissent autour des 6 mois, du fait des tensions engendrées par l'excès de poids qui s'exerce sur la zone des lombaires parce que le ventre a déplacé le centre de gravité vers l'avant. Les femmes enceintes ont souvent tendance à davantage se cambrer, d'autant que les hormones secrétées pendant cette période permettent aux articulations une plus grande flexibilité.

Le surpoids

On use davantage notre dos quand on est en surpoids, car les pressions qui s'exercent partout sont plus importantes. Une étude, menée en France en 2015, révèle que le risque de dégénérescence des disques lombaires augmente de 30 % pour les personnes en surpoids (IMC, ou indice de masse corporelle, entre 25 et 30) et de 79 % pour les personnes obèses (IMC supérieur à 30).

LE BON CONSEIL DE Dr.Good!

Perdre 10 % de son poids, c'est diminuer les douleurs articulaires de 25 % (étude de l'Université de Californie sur l'arthrose). Cela signifie donc que si vous pesez 90 kg, le fait de perdre 9 kg vous permettra d'amoindrir notablement la douleur. Sur une échelle de 0 à 10, si vous aviez une perception de la douleur à 4 au quotidien, vous passerez à 3.

La malbouffe

Cela ne parait pas évident au premier abord, mais, oui, nos douleurs au dos sont aussi liées à la manière dont nous nous alimentons, et notamment à nos consommations de sucre et de mauvaises graisses. Il a en effet été démontré que les aliments gras (riches en graisses saturées) et sucrés entretiennent une certaine inflammation de notre organisme. Or, plus on l'entretient, plus on risque d'augmenter les mécanismes qui déclenchent les douleurs.

La sédentarité

Vous avez déjà dû entendre ce nouveau slogan : « Mal de dos ? Le bon traitement, c'est le mouvement ! »... C'est celui de l'Assurance Maladie, pour tenter de mieux sensibiliser la population. Il aura fallu attendre que toutes les études convergent et le démontrent pour qu'on se mette enfin d'accord sur ce nouvel adage. L'ennemi du dos, c'est le manque d'exercice et de mouvements. Le souci, c'est que 68 % des Français pensent encore que douleur au dos rime avec repos strict ! Or, il faut absolument continuer à bouger, au risque que la douleur ne devienne chronique, ce qui est d'ailleurs le cas pour 7 patients sur 100 après 12 semaines (durée qui définit le passage d'une douleur aiguë à une douleur chronique).

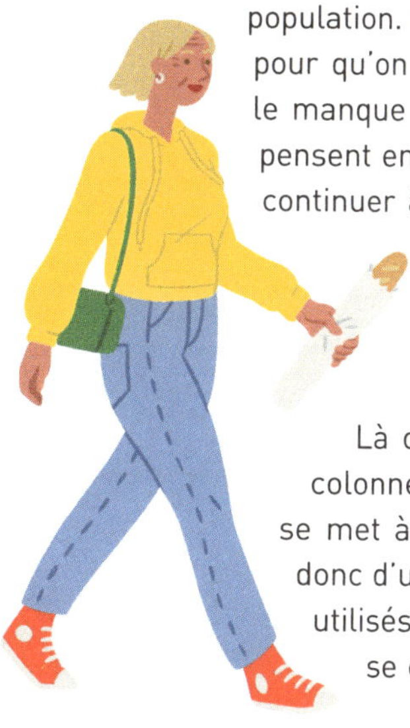

Pourquoi ?

Là où les muscles profonds censés jouer le rôle de piliers autour de la colonne vertébrale se mettent à ne plus faire correctement leur travail, on se met à solliciter les autres muscles de manière inappropriée. Nous avons donc d'un côté des muscles profonds qui s'atrophient parce qu'ils ne sont plus utilisés comme ils devraient l'être, de l'autre, des muscles périphériques qui se contractent beaucoup trop et, surtout, en permanence... Et ça fait mal !

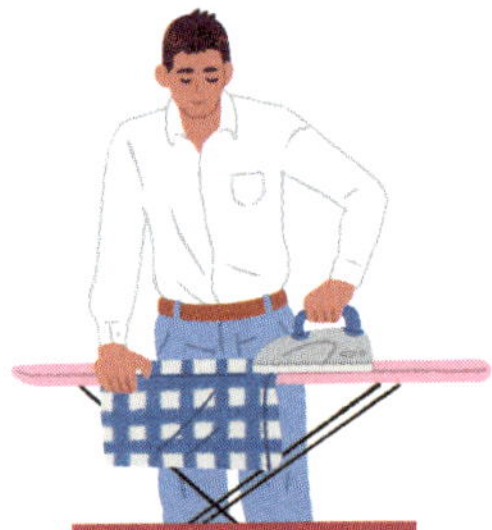

Chapitre 3

Les principaux maux de dos

Sciatique, lumbago, tour de rein, hernie... On décrypte ces maux les plus fréquents qui nous touchent (presque) tous et toutes.

À chaque douleur son vocabulaire

On distingue classiquement les douleurs de dos en fonction des horaires auxquelles elles se manifestent et en fonction de leur localisation :

Les douleurs mécaniques vont s'exprimer au cours de la journée, selon la façon dont vous solliciterez votre dos. Elles augmentent donc au cours de la journée. Il s'agit, par exemple, de douleurs liées à l'arthrose ou à des contractures musculaires.

Les douleurs inflammatoires, elles, vont s'exprimer plutôt la nuit, justement parce que le dos est au repos. Il va s'agir de maladie auto-immune rhumatismale type spondylarthrite ankylosante (qui touche souvent les articulations des sacro-iliaques, des cervicales et des talons) ou de spondylite infectieuse (infection d'une vertèbre) que nous n'aborderons pas dans ce cahier.

Les douleurs irradiées sont ressenties dans une partie de corps alors même que leur origine est située à distance. Il s'agit par exemple de douleurs de sciatique (voir p. 18), mais aussi de douleurs intercostales.

Les douleurs projetées sont ressenties dans le dos mais masquent les douleurs d'un organe situé dans la région même de la zone douloureuse. Par exemple : une douleur lombaire liée à un kyste rénal ou ovarien.

Les contractures musculaires, quand les muscles se crispent

Qu'est-ce que c'est ?

Dans son état normal, un muscle se contracte et se détend. Il arrive parfois qu'à la suite d'une mauvaise utilisation, tout ou partie du muscle n'arrive plus à se détendre. Il reste alors contracté, involontairement, sans que ce soit pour autant une crampe (cela dure dans le temps, contrairement à la crampe). On appelle cela une contracture musculaire. La partie du muscle (ou le muscle entier) est alors dure (on parle d'ailleurs souvent de « nœud » musculaire) et douloureuse.

À quoi c'est dû ?

Cela est lié à une mauvaise circulation sanguine locale et à des phénomènes de stimulation anormale des nerfs associés. La contracture musculaire peut ainsi durer de quelques heures à plusieurs semaines, car le phénomène peut s'auto-entretenir… Les principales causes : un excès d'activité physique ou sportive, une lésion musculaire mal réglée, un traumatisme et le stress. Le tout étant très souvent entretenu par de la fatigue, le stress et l'anxiété générés par la douleur. On assiste alors souvent à la mise en place d'un cercle vicieux.

DITES-MOI DR.GOOD ?

Avoir mal, c'est toujours grave ?

Non, cela ne veut pas forcément dire que vous avez un problème grave. Il n'y pas de corrélation entre le degré de la douleur que vous ressentez et la gravité du problème ! La plupart du temps, il ne s'agit que « d'une simple contracture musculaire ». Cela peut se régler assez facilement par quelques bons étirements, réalisés après avoir appliqué de la chaleur localement, le tout saupoudré de respirations bien faites et, surtout, d'une certaine dose de calme !

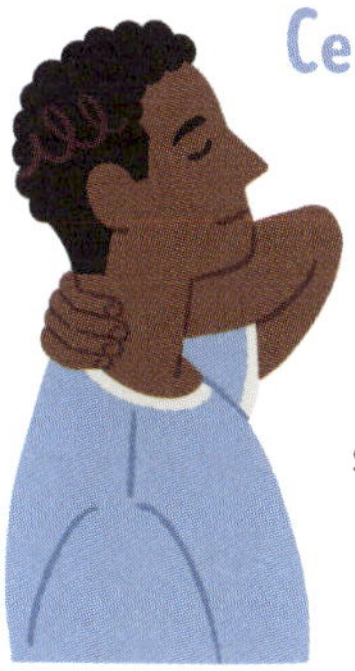

Cervicales et lombaires en première ligne

Le torticolis, ou cou tordu

Qui ne s'est jamais réveillé un matin avec le cou tordu, incliné sur le côté, très douloureux, impossible à bouger ? Du latin *tortum collum* signifiant « cou tordu », le torticolis est une contracture d'un des muscles du cou, qui survient souvent après avoir dormi dans une mauvaise position ou après avoir fait un effort contraignant pour le muscle en question (le fameux « faux-mouvement » !).

Le lumbago, ou tour de rein

C'est LE problème le plus répandu parmi les maux de dos. Il faut s'imaginer que 84 % de la population mondiale a eu, a, ou aura ce problème dans sa vie. Un lumbago, c'est une douleur soudaine et parfois extrêmement intense dans le bas du dos, au niveau des lombaires. La plupart du temps, il survient après un effort important brusque (une quinte de toux, par exemple) ou réalisé dans une mauvaise position. Il s'agit, là encore, d'une partie de muscle ou d'un muscle qui se contracte et ne veut plus se décontracter.

Comment ça se traite ?

Pas de panique, une contracture musculaire n'est pas grave ! Le premier réflexe est donc de se calmer avec les moyens du bord : antalgiques, chaleur, massages, étirements (voir pp. 46 et 55).

Si la douleur persiste malgré cela, il est temps (si cela n'est pas encore fait!) de consulter un médecin pour savoir s'il s'agit bel et bien d'une contracture musculaire. À noter que les décontractants musculaires n'ayant pas démontré leur efficacité relativement aux effets secondaires qu'ils entraînent, ne sont en principe plus prescrits.

Les hernies discales, quand les disques s'échappent !

Qu'est-ce que c'est ?

Une hernie discale, c'est quand une partie d'un disque intervertébral sort de son axe. Elle se produit lorsqu'un disque s'affaiblit, s'use, et que l'enveloppe de son noyau gélatineux finit par se casser, ce qui va amener le contenu à se répandre. La région lombaire est la plus affectée, car c'est elle qui supporte le plus le poids de notre corps. Les personnes qui travaillent à soulever des charges lourdes (déménageurs...) sont les plus exposées. La hernie peut être simple (80 % des cas), ce qui n'est pas forcément douloureux. Mais quand elle vient comprimer une racine nerveuse, les douleurs apparaissent parfois de manière très intense, souvent accentuées par la toux, le rire et l'éternuement. C'est l'exemple typique de la fameuse sciatique.

LA HERNIE DISCALE

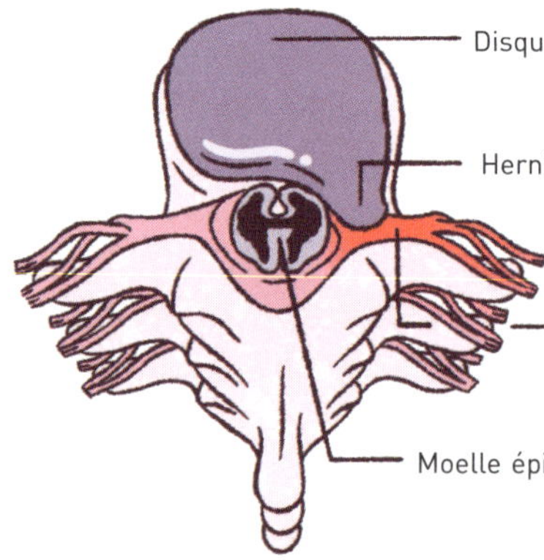

Gare aux courants électriques !

Quand une hernie vient comprimer une racine nerveuse, on ressent souvent des sensations de courant électrique qui parcourt une partie du corps. Selon les cas de figure, on parle de picotements, fourmillements, sensations de piqûres voire de brûlures, parfois d'engourdissements pouvant aller jusqu'à une véritable anesthésie. Tout cela se produit dans la partie innervée par la racine nerveuse comprimée, parfaitement délimitée. C'est d'ailleurs grâce à cette délimitation qu'un médecin arrive à poser son diagnostic en vous examinant.

DITES-MOI DR.GOOD ?

Le port d'une ceinture lombaire : bonne ou mauvaise idée ?

Son usage peut être envisagé durant quelques jours, quelques heures par jour uniquement, pour soulager la douleur et/ou soutenir les personnes dans certains efforts qu'ils doivent faire (jardinage, déménagement, etc.). Il faut cependant savoir que la ceinture participe au fait de démuscler le dos et qu'elle ne doit donc pas être portée en continu pendant de longues périodes.

- **Dans le cas d'une compression dans la partie lombaire,** on peut voir apparaître des douleurs au niveau des jambes, dans des zones différentes s'il s'agit de cruralgies (territoires des racines nerveuses L3 et L4) ou de sciatiques (territoires des racines nerveuses L5 et S1).
- **Dans le cas d'une compression dans la zone cervicale,** on voit apparaître des douleurs de névralgies cervico-brachiales « sciatique du cou ». Elles délimitent, là encore, des zones très précises selon la racine nerveuse comprimée.

LES ZONES DOULOUREUSES SELON LA VERTÈBRE EN CAUSE

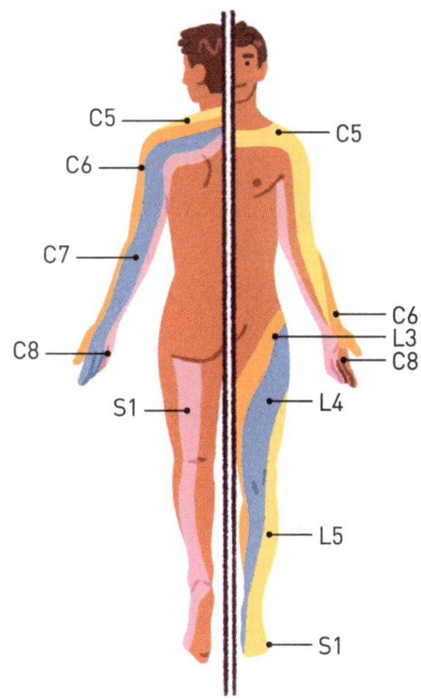

À quoi c'est dû ?

S'il existe plusieurs raisons pour qu'un disque se fragilise, dans la plupart des cas, plusieurs doivent être réunies pour que le phénomène apparaisse. Le dessèchement du disque intervertébral, le plus souvent dû à l'âge, est parfois aggravé par une mauvaise hydratation du corps. L'usure du disque, elle, peut être due à des efforts répétés, une mauvaise posture jour après jour ou un surpoids. Un traumatisme peut abîmer le disque ou le soumettre soudainement à une pression très intense, comme par exemple le port d'une charge très lourde effectué dans une mauvaise posture.

Comment ça se traite ?

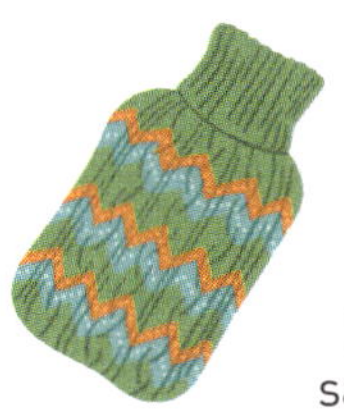

Soulager la douleur est l'urgence, bien sûr : à l'aide de médicaments antalgiques (paracétamol), puis d'anti-inflammatoires non-stéroïdiens (par exemple, l'ibuprofène), voire d'antalgiques de deuxième palier (comme la codéine, sur prescription médicale). Dans plus de la moitié des cas, les traitements non-chirurgicaux permettent de traiter la douleur : l'application de chaleur (bouillotte), des massages, des séances de kiné (sur ordonnance). Et il est aussi essentiel de maintenir une activité physique, même de manière très douce (voir p. 38).

Les infiltrations

Ce sont des injections que l'on réalise localement près du nerf compressé. Il s'agit d'injecter des dérivés de la cortisone (corticoïdes), donc des anti-inflammatoires. Ce traitement peut être effectué une ou plusieurs fois, selon les résultats. En général, on ne peut pas réaliser plus de deux infiltrations par an. On ne les envisage que lorsque la douleur est intense et persistante au-delà de huit semaines.

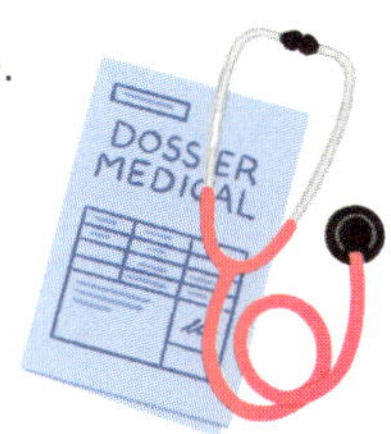

Elles sont faites par des spécialistes de manière « radioguidée » (c'est-à-dire qu'ils se repèrent à l'aide de radios réalisées pendant l'intervention) pour être le plus précis possible, et dans des conditions de stérilité parfaite.

La chirurgie en dernier recours

Elle ne s'envisage que dans 5 % des cas, en urgence, quand la personne ressent une paralysie subite, ou lorsque la hernie discale devient chronique. L'intervention se déroule sous anesthésie générale et dure entre 30 et 45 minutes. L'hospitalisation dure entre 24 et 72 heures. On positionne le patient sur le ventre sur la table du bloc opératoire et on effectue l'opération sous contrôle radiographique. Le chirurgien enlève la hernie et laisse en général une cicatrice qui mesure entre 3 et 5 cm. Dans 90 % des cas, les résultats sont bons. Suite à cette intervention, il faut compter un mois de convalescence et donc d'arrêt de travail, avec une reprise très progressive des activités.

L'arthrose, quand les disques vieillissent

Qu'est-ce que c'est ?

L'arthrose, c'est l'usure de nos disques, ni plus ni moins. Ils vont avoir tendance, comme on l'a vu précédemment, à se fragiliser avec le temps, se déshydrater, s'amincir et se rompre parfois. On peut alors retrouver des excroissances au niveau des vertèbres (les « becs de perroquet ») qui servent à protéger la vertèbre face aux pressions plus importantes qu'elle subit du fait de l'affaiblissement de son ou ses « amortisseurs ».

Pas toujours douloureux

Non, l'arthrose ne fait pas toujours mal ! Malheureusement, quand cela s'installe et s'aggrave, la colonne commence à grincer et, très fréquemment, les muscles tout autour de la partie arthrosique entraînent des contractures musculaires. L'arthrose peut aussi entraîner des « poussées d'inflammation », que l'on appelle « arthrite ». Ce n'est pas très fréquent, mais quand cela survient, des douleurs lancinantes apparaissent, qui vont avoir tendance à réveiller la nuit. Elles se calment en général la journée, notamment grâce au fait de s'activer et de bouger. Elles ont tendance à survenir lorsque l'on a sollicité intensément la partie de notre dos déjà atteinte d'arthrose, comme par exemple, quand on décide de repeindre soi-même les murs de notre chambre ! Ces poussées d'arthrite

L'ARTHROSE DES VERTÈBRES

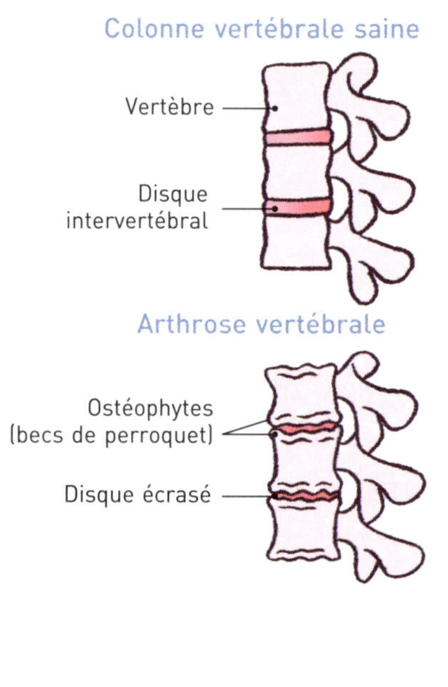

durent en général quelques jours à quelques semaines, mais régressent d'une manière ou d'une autre. Enfin, l'arthrose peut également entraîner des douleurs projetées avec le pincement de racines nerveuses lié aux becs de perroquet, comme dans le cas des hernies discales.

Le syndrome de la « queue-de-cheval »

Quand l'arthrose évolue, un syndrome que l'on appelle le canal lombaire étroit peut apparaître. Il correspond au rétrécissement de la cavité située au centre des vertèbres lombaires dans laquelle passent les racines nerveuses. L'ensemble forme alors un volumineux paquet de racines, qu'on appelle la « queue-de-cheval », et qui va innerver les membres inférieurs, les organes pelviens et le périnée. Résultat : douleurs dans le bas du dos, douleurs descendantes dans une jambe ou les deux. Et lorsque celles-ci apparaissent à la marche ou après avoir passé un certain temps debout, les personnes atteintes vont avoir tendance à s'asseoir, ou se pencher en avant pour tenter de trouver un peu de soulagement : on appelle cela « le signe du caddie ». Se pencher vers l'avant permet de rouvrir le canal rétréci et, ainsi, de diminuer la douleur.

À quoi c'est dû ?

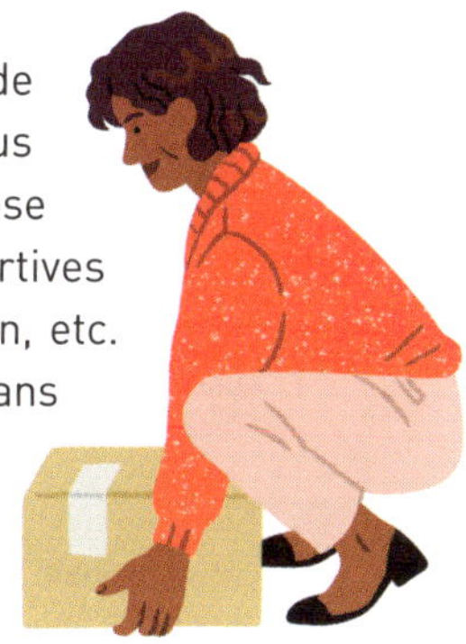

L'arthrose peut avoir de multiples causes. En premier lieu, l'usure de l'âge – l'arthrose concerne 3 % des moins de 45 ans, 65 % des plus de 65 ans et 80 % des plus de 80 ans –, et l'hérédité en cas d'arthrose précoce dans la famille. Certaines professions ou disciplines sportives entrainent plus de risques : les déménageurs, gymnastes, rubgyman, etc. Citons encore le surpoids, les traumatismes que le corps a pu subir dans sa vie (une fracture vertébrale, même dans l'enfance), des malformations anatomiques (la scoliose, par exemple), des troubles métaboliques (hypertension, diabète, hypercholestérolémie) ou encore des maladies articulaires entrainant des inflammations (polyarthrite rhumatoïde, goutte, etc.).

Comment ça se traite ?

Si on ne guérit pas l'arthrose (une fois installée, il n'y a pas de retour en arrière possible), la bonne nouvelle est qu'on peut la soulager, et stopper en partie son évolution. D'abord avec des antalgiques prescrits par le médecin, l'application de chaud ou de froid, des massages, ainsi que de l'activité physique (voir p. 38). D'autres solutions complémentaires existent.

Les compléments alimentaires parfois utiles

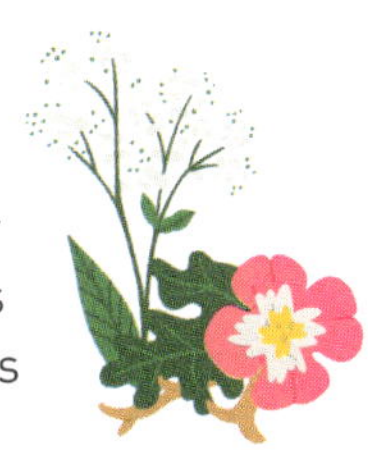

Les antiarthrosiques de longue durée d'action comme la glucosamine, la chondroïtine sulfate, les extraits d'avocat et de soja, la diacéréine, sont efficaces pour diminuer la douleur. Ils ont l'avantage de n'avoir pas d'effets secondaires. D'autres compléments non remboursés peuvent être efficaces sur la douleur chez certains patients, sous forme de cures de 2 à 3 mois : ceux à base d'harpagophytum, de cuivre, de zinc, de curcuma, de silicium, de Reine-des-près, d'écorce de saule. Faites-vous conseiller par votre médecin ou votre pharmacien !

Des interventions en dernier recours

Deux types d'interventions sont possibles :

- **Les infiltrations :** pratiquées quand les médicaments et les séances de rééducation chez le kiné n'ont pas été efficaces. Différents produits peuvent être utilisés, corticoïdes, acide hyaluronique ou produits viscoélastiques qui vont redonner de la souplesse à l'articulation. À envisager avec votre médecin.
- **L'intervention chirurgicale :** très rarement envisagée, elle consiste à fusionner définitivement une ou plusieurs vertèbres douloureuses de la colonne, afin d'empêcher les mouvements entre elles et de faire en sorte qu'elles se comportent comme un os unique. Cela s'appelle une arthrodèse.

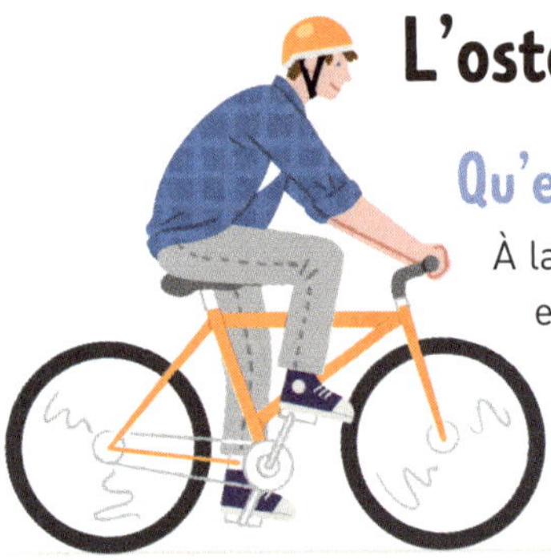

L'ostéoporose, le poids des années

Qu'est-ce que c'est ?

À la différence de l'arthrose qui touche les articulations, l'ostéoporose est une dégénérescence du tissu osseux. On dit qu'une personne est atteinte d'ostéoporose quand la densité de l'os est faible. Si on devait trouver une image, l'os atteint d'ostéoporose serait semblable à un morceau de gruyère, truffé de « trous ».

À quoi c'est dû ?

Au cours de notre croissance, notre masse osseuse augmente de manière conséquente grâce à nos hormones, mais pas seulement. Notre hérédité joue pour beaucoup dans tout cela, de même que nos consommations en calcium et vitamine D (les pierres et le ciment de l'os), et pour finir notre activité physique (plus un enfant est sportif, plus sa masse osseuse est importante). Plusieurs années après que l'on a atteint notre taille adulte, la masse osseuse est à son maximum, et se maintient en général pendant environ vingt ans chez l'homme, puis diminue. Chez la femme, cette décroissance commence quelques années avant la ménopause.

Les facteurs en cause

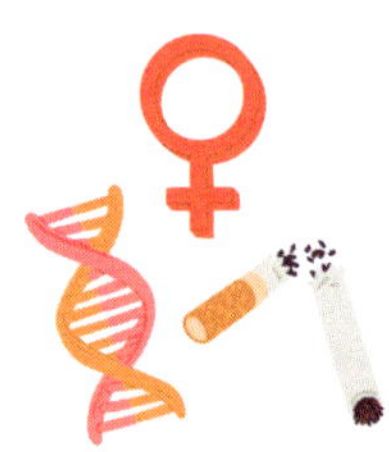

Les différents facteurs favorisant l'ostéoporose sont les suivants :

- être de sexe féminin et être ménopausée (la diminution du taux des hormones féminines a un impact direct sur la formation des os) ;
- l'âge (plus on vieillit et plus on perd de notre masse osseuse) ;
- la génétique (si antécédents familiaux d'ostéoporose) ;

- l'absence d'activité physique régulière (c'est très important de le souligner) ;
- une carence en vitamine D (le soleil et les huiles de poisson) et/ou de calcium (que l'on trouve dans les produits laitiers, les fruits secs, les fruits et légumes verts, etc.) ;
- le tabagisme et l'alcoolisme, car cela a un impact sur l'afflux de sang dans les os, qui est moindre lorsqu'une personne fume ou boit régulièrement de l'alcool ;
- un faible poids (qui implique souvent que les os sont déjà faibles à la base) ;
- certaines maladies comme l'hyperthyroïdie (le corps est alors en état d'hyperactivité globale), ou certains traitements de longue durée comme la cortisone (qui a effet déminéralisant pour les os).

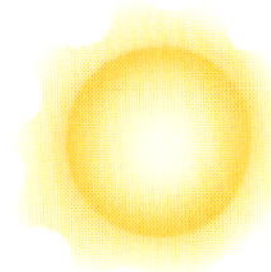

Les signes qui alertent

Malheureusement, l'ostéoporose est silencieuse. Cependant, comme elle entraîne une fragilité de l'os, il existe un risque de fracture plus élevé, parfois même pour des chocs peu importants. Par exemple, une personne âgée qui tombe de sa hauteur peut se fracturer des vertèbres si ses os sont affaiblis. Également, lorsque les os sont très ostéoporotiques, une fracture peut survenir quasiment sans choc (exemple : une quinte de toux importante).

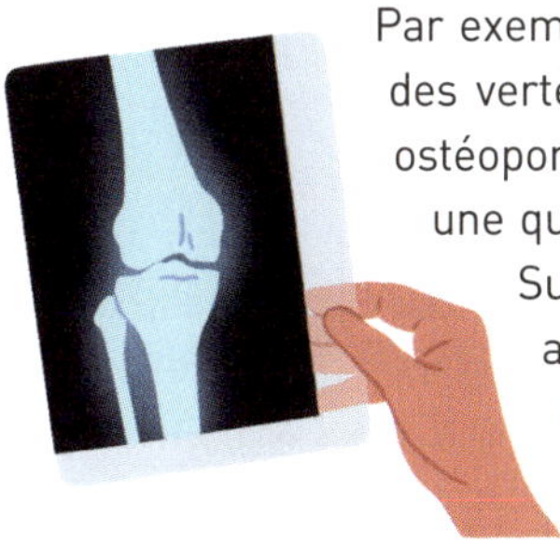

Sur le dos, l'ostéoporose entraîne un phénomène que l'on voit souvent apparaître avec le temps chez les femmes un peu âgées, qui est l'accentuation du dos rond, aussi appelé le « tassement ». Il s'agit de ce phénomène qui amène le haut du dos à se courber et la partie dorsale à prendre un aspect plus « bossu ».

Comment ça se traite ?

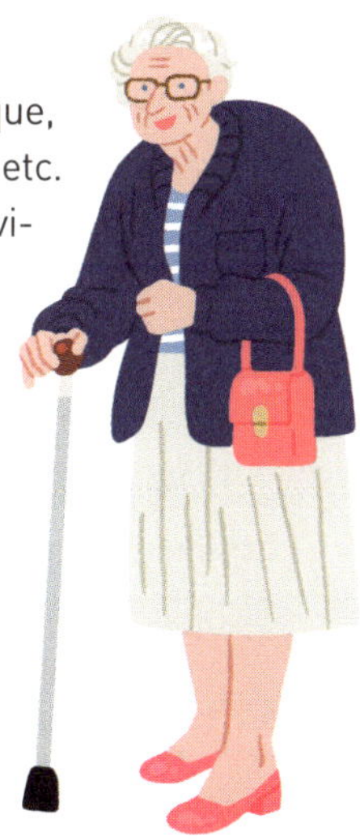

Les premières actions à mettre en place sont : augmenter son activité physique, manger des aliments riches en calcium, se mettre au soleil, arrêter de fumer, etc. Ensuite viennent les traitements. Les médicaments doivent parfois être envisagés avec le médecin et après réalisation d'un examen d'imagerie que l'on appelle une ostéodensitométrie (l'Assurance Maladie le prend en charge quand il est prescrit aux personnes présentant des facteurs de risque). La majorité du temps il s'agit de biphosphonates, accompagnés de supplémentation en calcium et vitamine D. En cas de fracture d'une vertèbre, le traitement variera : ne pas trop bouger, porter pendant 2 à 3 mois un corset fait sur mesure ou encore injecter du ciment dans la vertèbre fracturée pour la consolider. Ce traitement-là est envisagé dans le cas d'une fracture récente très douloureuse ou lorsque le corset n'est pas indiqué.

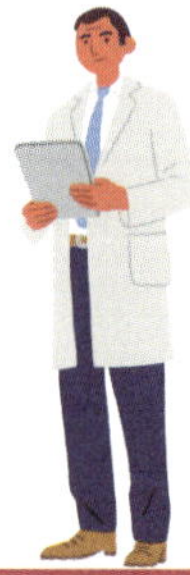

Chapitre 4

Quand et qui consulter ?

On a tendance à laisser s'installer la douleur en pensant que cela va passer tout seul. Erreur ! Mieux vaut prendre les devants.

6 raisons d'aller voir son médecin

Vouloir être soulagé est évidemment la priorité et, souvent, on va être tenté de se débrouiller par ses propres moyens, parfois au détriment d'une prise en charge bien menée. Plus vite la raison du mal de dos est diagnostiquée, plus vite les douleurs partiront, et on évitera ainsi qu'elles ne deviennent chroniques. Alors on n'hésite pas à consulter si la douleur :

1. est trop forte ou quand des antalgiques simples comme le paracétamol ne soulagent pas ;
2. dure trop longtemps, notamment au-delà de 6 semaines ;
3. apparait pendant la nuit, vers 3-4 h du matin, avec une raideur matinale (c'est-à-dire quand la douleur est inflammatoire) ;
4. se manifeste suite à un traumatisme ;
5. s'accompagne de fièvre ou d'un amaigrissement ;
6. s'accompagne de sensations de courant électrique dans un membre ou de diminution de la force ou de la sensibilité.

STOP AUX IDÉES REÇUES !

La radiographie, c'est automatique !

Non ! Dans la majorité des cas, un bon examen clinique permet à votre médecin de poser son diagnostic. Il n'est donc pas utile de procéder à des radiographies ou scanners (qui, par ailleurs, sont irradiants) et encore moins à une IRM (longue à obtenir, la plupart du temps). Seules quelques situations particulières vont nécessiter de vous envoyer faire un examen d'imagerie (par exemple quand la douleur est de type inflammatoire non expliquée par de l'arthrose, quand de la fièvre l'accompagne, etc.).

Le généraliste en premier recours

Il vous connaît bien (en principe !), sait quand vous avez moyennement mal ou très mal, connait votre activité professionnelle et vos activités physiques. Il va vous interroger pour obtenir les précisions nécessaires, puis va vous examiner pour établir un diagnostic.
De là, il pourra vous guider sur d'éventuels antalgiques à prendre, sur des mesures associées à mettre en place (vous adresser, par exemple, à un ostéopathe ou un kinésithérapeute, voire les deux), mettre en place un suivi ou tout du moins des recommandations.

DITES-MOI DR.GOOD ?

Que penser de la méthode Mézières ?

Méthode Mézières, méthode Gasquet... ces techniques de rééducation bien particulières ont été inventées par des femmes (médecin pour la première et kinésithérapeute pour la seconde). Elles cherchent à redonner une posture plus cohérente à un corps, à le redynamiser en travaillant les points faibles et en renforçant les points forts. On vous apprend, par exemple, à prendre conscience de la façon de se tenir droit, de contracter son périnée à n'importe quel moment (position assise ou debout sans bouger). Si vos kinés peuvent vous proposer ces techniques, n'hésitez pas : elles sont très riches !

Les techniques manuelles qui aident

Le kinésithérapeute pour renforcer le dos

Il intervient sur prescription et utilise de nombreux outils en vue de rééduquer votre dos. Parmi son arsenal, les massages pour décontracter les muscles et calmer les douleurs. Mais aussi les exercices physiques à pratiquer à l'aide de matériel (balles, élastiques, machines, etc.) pour le renforcer ; et les étirements. Un bon exercice physique ne se fait jamais sans un bon étirement, afin que les fibres musculaires puissent se réoxygéner, se remettre dans une bonne position et ne pas se contracter, justement. Certaines rééducations peuvent avoir lieu dans des « bains » pour soulager le poids des articulations : c'est ce qu'on appelle la balnéothérapie. Elle est particulièrement indiquée dans les cas d'arthrose évoluée douloureuse.

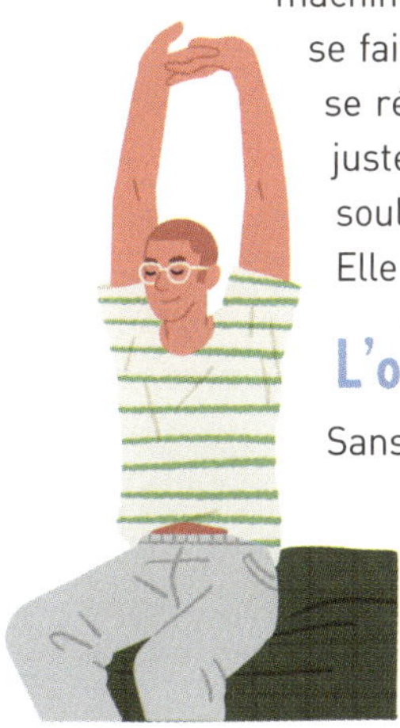

L'ostéopathe pour dénouer la colonne

Sans être médecin, il connait parfaitement le dos pour l'avoir étudié en général pendant cinq ans (selon l'école) et peut traiter les douleurs par des « manipulations ». Cela ne signifie pas forcément des craquements, mais plus souvent des manipulations douces en apposant par exemple les mains sur les zones contractées, ce qui fonctionne très bien la majorité du temps. L'ostéopathie se concentre sur l'état de santé de la colonne vertébrale, mais aussi des viscères. Par exemple, des maux de ventre tels qu'un intestin irritable peuvent parfois avoir un lien avec des vertèbres déplacées. Les manipulations vertébrales vont ainsi parfois les soulager.

Le chiropracteur pour rétablir l'équilibre

Lui aussi connaît parfaitement le dos pour l'avoir étudié en général pendant cinq ans (ou plus selon les écoles). Il sait lui aussi soigner les troubles fonctionnels du dos au moyen de techniques qui peuvent parfois être proches de celles utilisées par les ostéopathes. Il jouera souvent davantage sur la circulation des énergies. La chiropraxie se concentre sur l'état de santé de la colonne vertébrale et des articulations et son impact sur le système nerveux ; la relation entre l'histoire de vie d'une personne et l'état physique dans lequel elle se trouve. Il est ainsi beaucoup question d'équilibres perdus et à retrouver.

Acupuncture et auriculothérapie pour calmer la douleur

L'acupuncture

Cette technique consiste à introduire des aiguilles sur des points précis du corps, les points méridiens définis par la médecine chinoise. En activant ces points, on joue sur les flux d'énergie

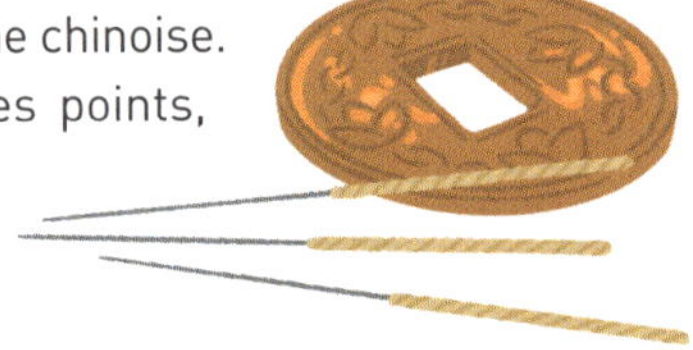

LA PCP THÉRAPIE, QUÈSACO ?

La PCP thérapie, pour « pression continue profonde », est une nouvelle technique utilisée pour soulager les maux de dos. Elle consiste, à l'aide d'une machine, à exercer une pression sur des zones précises du dos pour débloquer les tensions dans le cadre de contractures musculaires. « Au départ, on commence avec des petites pressions et on adapte selon les douleurs du patient. Chez les sportifs de haut niveau, on peut monter jusqu'à 20 à 30 kg », explique le Dr Khorassani, médecin ostéopathe, inventeur de la méthode. Toutefois, la PCP thérapie n'est pas un traitement à part entière, car elle entre dans une prise en charge globale de la maladie. Une centaine de praticiens se servent de ce dispositif en France.

L'ÉCOLE DU DOS

Créée en 1982 par A. Petit à La Rochelle, cette école a pour but de traiter les maux de dos et d'éviter leur récidive. C'est une méthode de soin et de prévention dédiée aux masseurs-kinésithérapeutes et aux médecins, articulée autour d'un parcours de santé en 6 étapes (bilan, rééducation, éducation motrice, prévention active, proprioception et sport santé). L'idée ? Rendre les patients acteurs de leur santé en reliant des soins individuels aux cours collectifs de gymnastique. Cette école avant-gardiste a su comprendre tôt le fondement même d'une prise en charge réussie et efficace dans les problèmes de dos : celle où le patient s'implique véritablement...

qui parcourent notre corps. L'acupuncture a une action décontracturante mais aussi antalgique à proprement parler, du fait de la sécrétion d'endorphines qu'elle entraîne.

L'auriculothérapie

Elle fonctionne sur le même principe de points qu'on active, mais uniquement au niveau de l'oreille. En effet, il existe une véritable cartographie de l'oreille qui permet, par des stimulations, d'aller agir sur des organes bien précis. Ces stimulations peuvent se faire par des aiguilles ou des massages. Le patient active lui-même ces points plusieurs fois par jour durant un laps de temps défini. Là aussi, la douleur s'atténue en principe grâce à la circulation d'énergie.

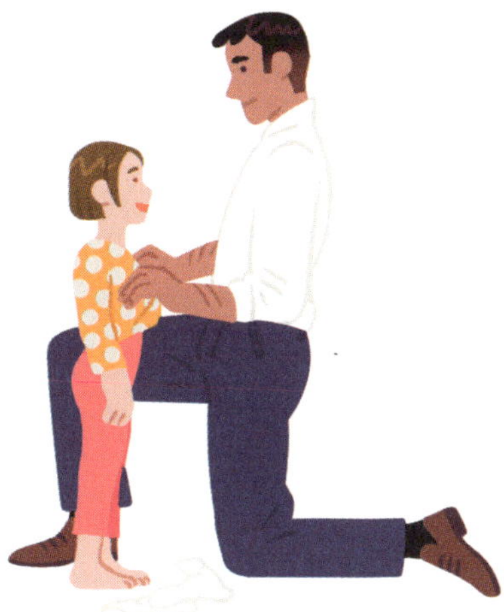

DITES-MOI DR.GOOD ?

Voir un podologue, c'est utile ?

En vous examinant, notamment debout, pour regarder comment se comporte votre colonne vertébrale, votre bassin et vos jambes, votre médecin peut mettre en évidence différents « petits défauts ». Parfois, ces défauts nécessitent d'être corrigés, comme par exemple une longueur de jambe très largement différente de l'autre (plus d'1,5 cm), des pieds très plats chez une personne qui fait beaucoup de course à pied, etc.

Attention ! les semelles sur mesure sont à faire sur prescription médicale et elles ne sont pas remboursées par la Sécurité sociale.

L'ordonnance santé

Si près de 75 % d'entre nous sont tôt ou tard amenés à souffrir de leur dos, beaucoup méconnaissent leur dos, les raisons de leur douleur, les actions à mettre en place au quotidien pour la faire disparaître. Voilà ce qu'il faut retenir.

1. *Le dos est une machinerie subtile et complexe faite d'abord d'un empilement d'os, les vertèbres.* La colonne vertébrale est le pilier autour duquel le corps se crée et se structure. Les muscles vont donner sa mobilité à la colonne vertébrale. Les disques sont les amortisseurs qui se situent entre les vertèbres pour permettre leurs mouvements. Entre chaque vertèbre sortent des racines nerveuses qui viennent innerver les organes et les muscles de notre corps.

2. *Les raisons d'un mal de dos sont multiples :* contractures musculaires, arthrose, hernies discales, tassements vertébraux, etc. Elles sont souvent en rapport avec des phénomènes de mauvaise utilisation et d'usure de notre dos. Lorsque le dos fait souffrir, plutôt que de gérer à tout prix la douleur et seulement la douleur, mieux vaut s'attaquer aux causes et agir plus en profondeur. Il est donc utile de consulter son médecin pour avoir un diagnostic précis.

3. *Souffrir du dos n'est pas une fatalité et il n'y a rien de mieux que la prévention.* Connaître les facteurs propres à chacun qui peuvent influer sur notre dos permet d'agir en conséquence. Surpoids, hérédité, mauvaises postures… il faut devancer les soucis en prenant tôt de bonnes habitudes, dès le plus jeune âge même. Notre coaching (ci-après) est là pour vous y aider.

Partie 2

Le coaching de Dr.Good !

Entretenir son dos, cela passe par plein de petits et grands gestes au quotidien, qui doivent devenir des réflexes. Bien se tenir dans toutes nos activités pour le ménager, mais aussi prendre soin de cette machinerie en renforçant nos muscles, en apprenant à assouplir sa colonne en prévention et soulager les douleurs avec les bons moyens quand cela est nécessaire.

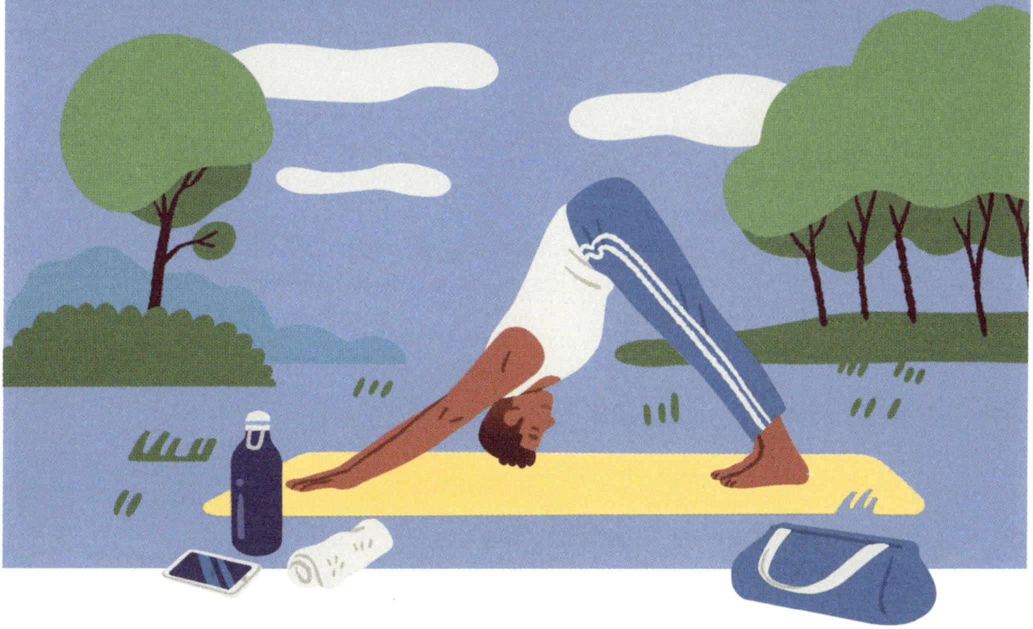

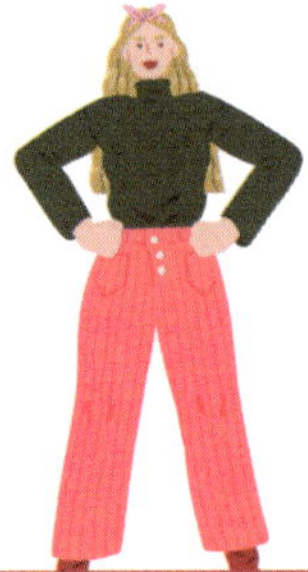

Chapitre 1

Les bonnes postures, 24 h chrono

Oui, il existe de « bonnes postures » à adopter tous les jours pour permettre à notre dos de s'user beaucoup moins vite. Vous allez voir, ça vaut la peine de s'y pencher !

Pour commencer, on se tient droit !

Combien de fois a-t-on entendu nos parents nous dire et nous répéter qu'il fallait se tenir droit ? Eh oui, les bonnes postures ça commence précisément par… se tenir droit ! Mais cela consiste en quoi, au juste ? Se tenir droit c'est déjà se redresser, donc étendre le dos en amenant les omoplates vers l'arrière, en redressant le cou, donc en éloignant les oreilles des épaules, en étirant la colonne vertébrale vers le haut, menton parallèle au sol, en rentrant le ventre et serrant les fesses. Il faut imaginer que le haut de votre crâne est maintenu par un fil invisible comme une marionnette qui étire tout le dos.

Et on verrouille le bas du dos

Verrouiller, grâce à nos mucles, la région lombo-sacrée, c'est-à-dire les dernières vertèbres lombaires et les premières du sacrum (« serre le ventre, rentre les fesses », disaient – encore – à raison nos parents !) permet de garder la courbure naturelle du bas de notre colonne et évite ainsi qu'elle soit trop cambrée ou desaxée, postures sources de douleurs.

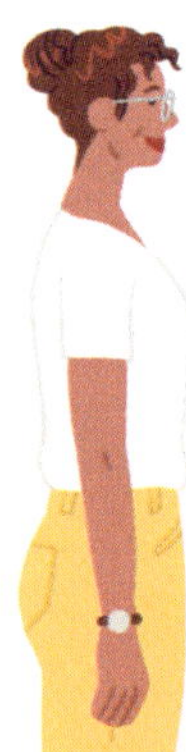

bonne

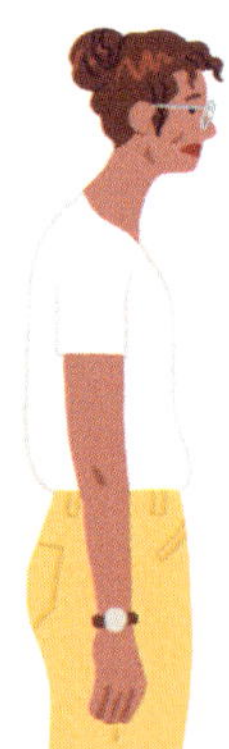

mauvaise

Du bon maintien, dès le réveil

Bien se lever de son lit

Avant de sortir du lit, on adopte la « position fœtale » (on se met sur le côté, les jambes pliées). Ensuite, on appuie la main sur le matelas (main gauche si l'on est sur le côté droit, main droite si l'on est sur le côté gauche) pour repousser le corps et aider le buste à se redresser. Les jambes passent ainsi hors du lit pour poser les pieds au sol et donc se retrouver en position assise.

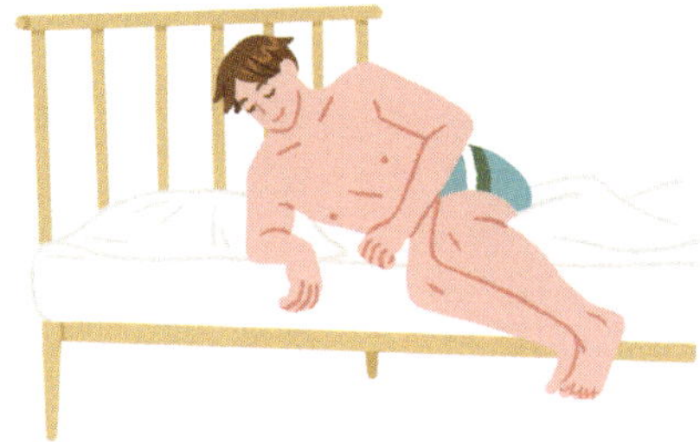

Bien se laver les dents

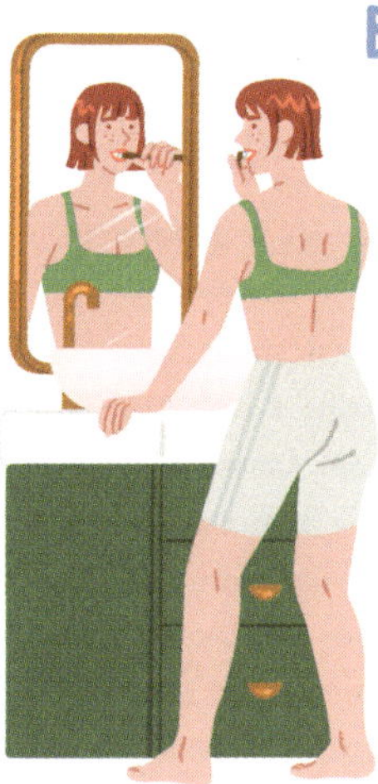

Lorsque l'on doit rester longtemps en position debout, il ne faut pas hésiter à prendre appui au niveau des genoux contre le meuble devant lequel on se trouve, notamment un meuble de salle de bain qui aurait des placards bas. Cela permet de soulager le bas du dos. On peut aussi poser la main en appui sur le plan du lavabo, si toutefois il n'y avait pas la possibilité d'appuyer les genoux.

Mettre ses chaussures

Se pencher en avant et faire le dos rond est à bannir absolument de ses habitudes. Et pourtant, cette position est presque instinctive lorsque l'on met ses chaussures. Pour éviter cela, il existe plusieurs alternatives comme se mettre accroupi ou bien debout, le pied sur une chaise ou un tabouret stable.

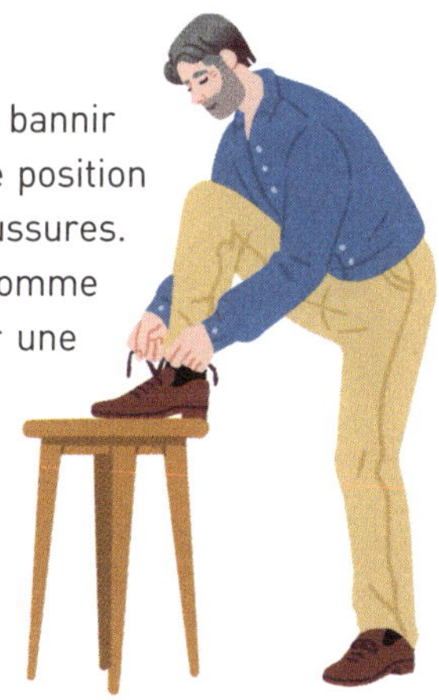

Pendant la journée, on préserve son dos

Bien porter son sac

Le sac à dos

Cela paraît une évidence, mais bien porter son sac à dos c'est... le porter sur ses deux épaules. Le positionner bien haut de manière à ce que le poids ne pèse pas sur le bas du dos et ne vienne pas cogner les fesses ! S'il pèse plus de 12 kg pour un adulte de 60 kg, on choisit un modèle plus ergonomique, avec une sangle à passer autour de la taille pour répartir le poids de manière harmonieuse et soulager nos épaules.

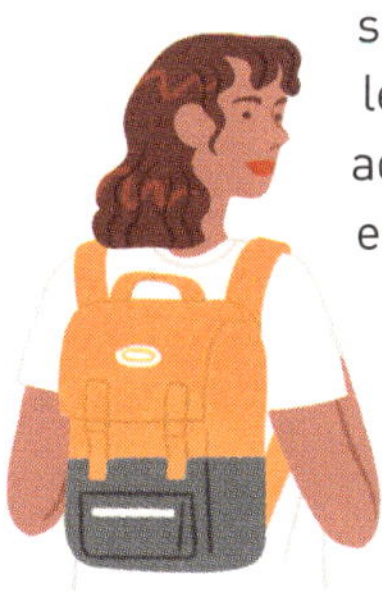

LE BON CONSEIL DE Dr.Good!

Le bon poids d'un sac à dos c'est environ 10 % du poids du corps. Au-delà, c'est trop lourd et cela risque de créer des tensions, et donc des douleurs.

Le sac à main

Il se porte en bandoulière en positionnant la partie sac bien devant. C'est de cette manière qu'il est le moins néfaste pour notre colonne. Pensez aussi à alléger son contenu : pas besoin de transporter sa maison entière !
Si le modèle ne permet pas d'être porté en bandoulière, pensez à alterner l'épaule ou la main qui le tient, de manière à ne pas toujours le porter du même côté.

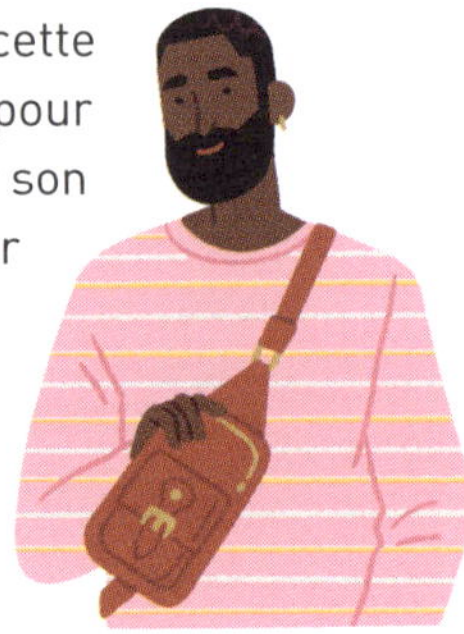

DITES-MOI DR.GOOD ?

Quid du cartable à roulettes pour les enfants ?

On pourrait dire qu'il permet de délester le dos de l'enfant de plusieurs kilos. Cependant, il serait faux de dire que le cartable à roulettes est meilleur pour le dos. Comme il faut le tirer, la position de la main de l'enfant se situe vers l'arrière. Son bras est désaxé et se trouve dans une position de torsion. Cette position n'est pas naturelle, elle est même déséquilibrée...

Les bonnes habitudes dans les transports

Bien installé au volant

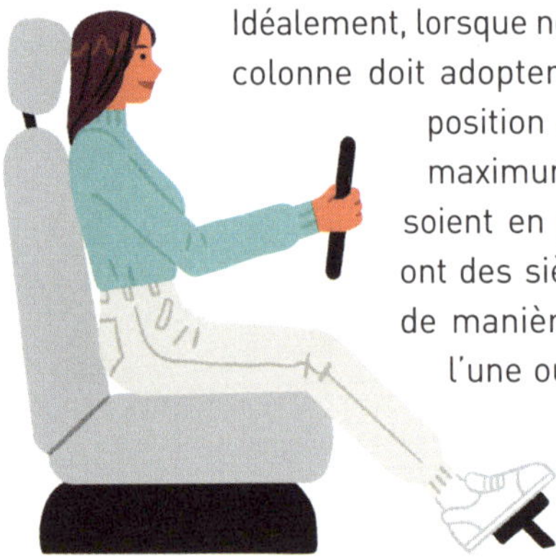

Idéalement, lorsque nous sommes assis, notre colonne doit adopter la même forme qu'en position debout. Il faut coller au maximum les fesses au fond du siège et veiller à ce que les épaules soient en permanence collées au dossier (heureusement, les voitures ont des sièges réglables). Le siège ne doit pas être trop loin du volant, de manière à atteindre toutes les commandes sans avoir à décoller l'une ou l'autre des épaules du dossier. Les jambes doivent toujours être légèrement pliées, même avec le «pied au plancher». Les épaules doivent être le plus détendues possible et les coudes reposer sur les acoudoirs des sièges s'il y en a.

Sur un vélo

La plupart des cyclistes s'assoient beaucoup trop bas parce qu'ils se sentent plus en sécurité lorsqu'ils peuvent se tenir debout avec les deux pieds sur le sol. Mais ce n'est pas la bonne solution. La hauteur de la selle est bonne si le talon repose sur la pédale inférieure lorsque la jambe est tendue. Ensuite, le cadre est bien positionné si vous pouvez toucher le sol avec la pointe des orteils. Si le bassin s'incline vers l'arrière et que le dos devient rond, la position n'est pas bonne. Pensez à garder la colonne droite.

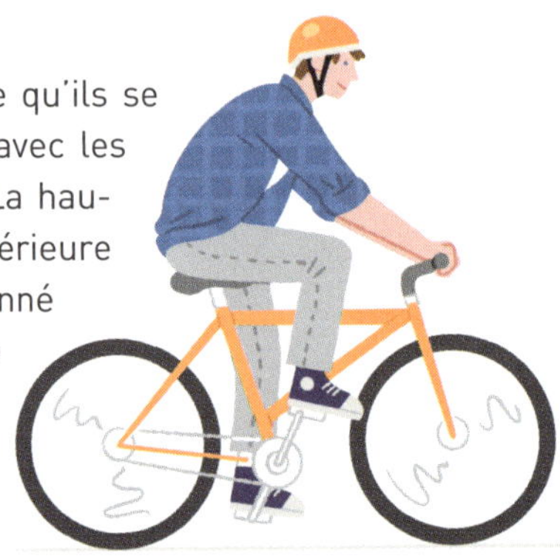

Autre point important : il est parfois utile que la selle soit reculée ou inclinée, notamment pour les femmes, pour que cela ne frotte pas trop entre les jambes. N'hésitez pas à vous faire conseiller par un professionnel.

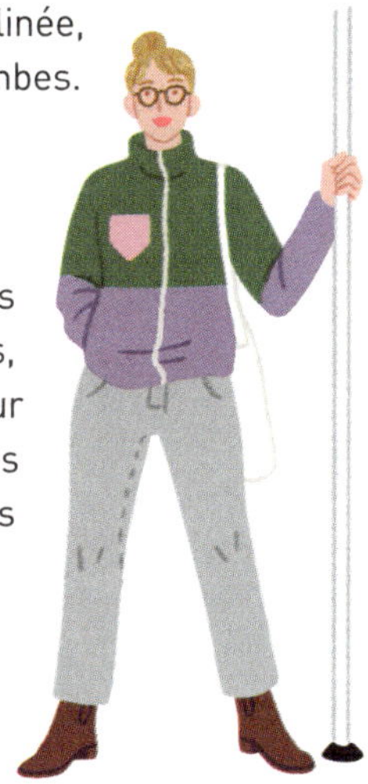

Dans les transports en commun

Quand on doit rester debout sans bouger dans le métro ou le bus, serrés commes des sardines, il est recommandé d'écarter légèrement les jambes, d'ouvrir un peu les pieds vers l'extérieur et de répartir le poids du corps sur les deux jambes. Cela permet aussi de maintenir un bon équilibre en cas de mouvements brusques du véhicule. Pensez également à contracter les muscles abdominaux et les fesses, de manière à soulager le bas du dos.

Au travail...

Bien s'asseoir face à son ordinateur

C'est tout un art d'adopter la bonne posture devant son ordinateur ! Il faut commencer par avoir un bon siège (ergonomique), dans lequel on s'enfoncera bien, mais pas trop. Il doit maintenir le dos droit et le bas du dos doit pouvoir s'y appuyer. La hauteur du siège doit permettre aux jambes de dessiner un angle entre 90° et 110° par rapport aux cuisses. Les épaules sont supposées être relâchées et le haut du dos bien droit, car l'écran doit être à hauteur des yeux. Les bras doivent être relâchés aussi et les coudes fléchis à 90°, avec des poignets en position neutre et des doigts détendus.

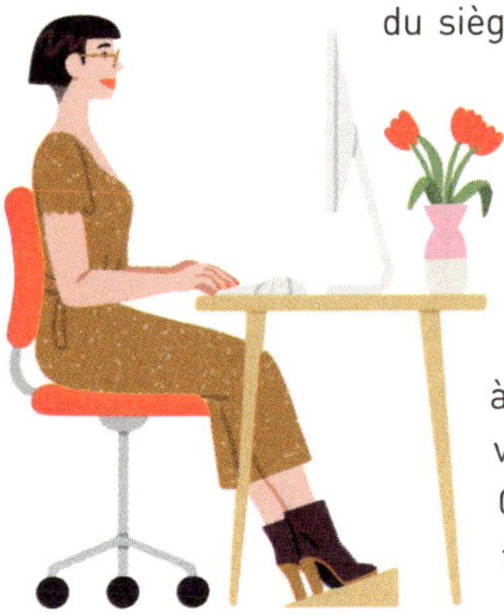

Pour les personnes qui lisent des documents sur papier, pensez à relever le document vers votre visage en appuyant vos coudes sur votre bureau et en positionnant vos avant-bras à 90° de vos bras. On détend toujours bien les épaules évidement, et on maintient toujours le dos bien droit.

Porter des charges lourdes

Se pencher en avant pour ramasser quelque chose au sol est à proscrire. Il faut absolument que les jambes fassent le travail en se pliant le plus possible. On essaie de maintenir le dos droit et on se relève en regardant bien droit devant soi, en collant le paquet contre son ventre et en serrant bien les abdominaux.

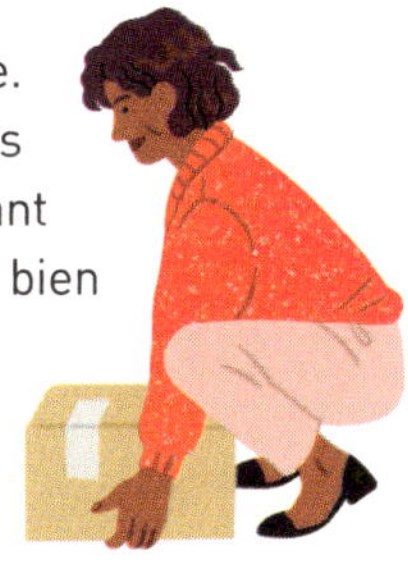

On peut aussi envisager de ramasser quelque chose au sol en basculant le buste vers l'avant et en levant en même temps une jambe vers l'arrière, comme un système de « contre-poids ».

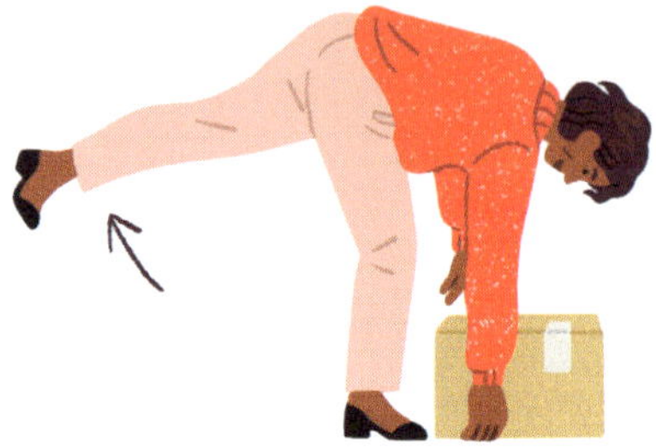

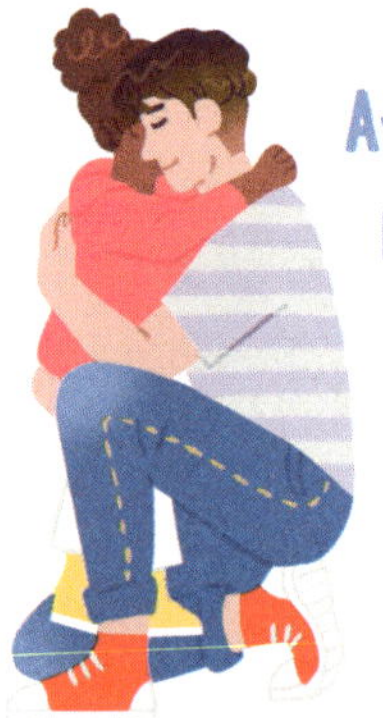

Avec ses enfants

Bien les porter

De la même manière que lorsqu'on doit porter un poids, avec les enfants il ne faut jamais hésiter à utiliser ses jambes pour se mettre « au niveau de l'enfant ». On va « cueillir » l'enfant – et éventuellement le prendre dans ses bras et le soulever – en sollicitant un maximum ses jambes. Pensez toujours à porter l'enfant avec les deux bras bien au milieu de son corps ou en alternant les côtés.

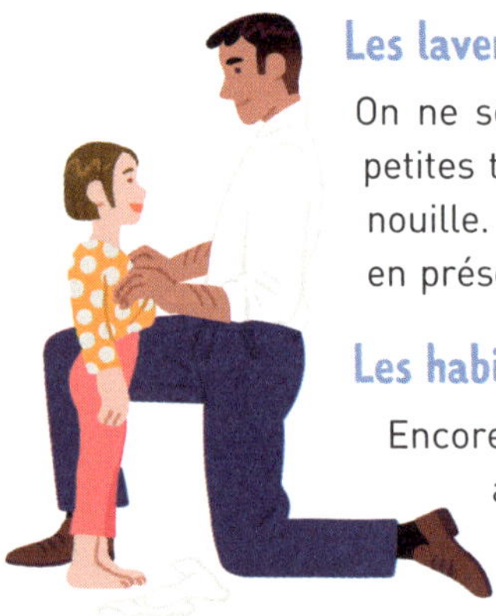

Les laver

On ne se penche pas en avant pour aider nos petites têtes blondes à se laver, mais on s'agenouille. Cela permet d'être à leur hauteur tout en préservant ses lombaires.

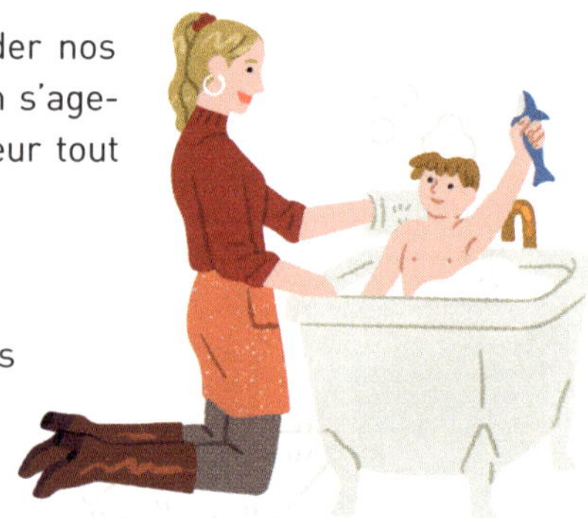

Les habiller

Encore une fois, s'agenouiller pour les aider à s'habiller est la meilleure posture à adopter.

Les bonnes postures pendant ses loisirs

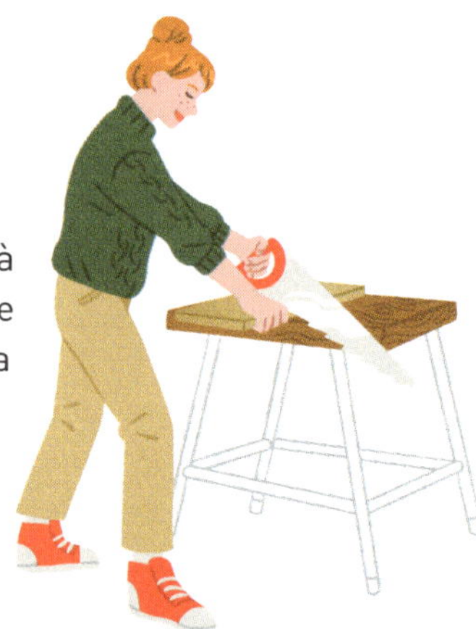

Pour bien bricoler

De manière générale, il faut se dire et se répéter que se mettre à la bonne hauteur est déjà un très bon réflexe. Quand on travaille en l'air, on prend un escabeau pour ne pas avoir à pencher la tête en arrière et quand on travaille au sol, on s'agenouille et on pose une main au sol pour répartir le poids du corps.

Pour bien jardiner

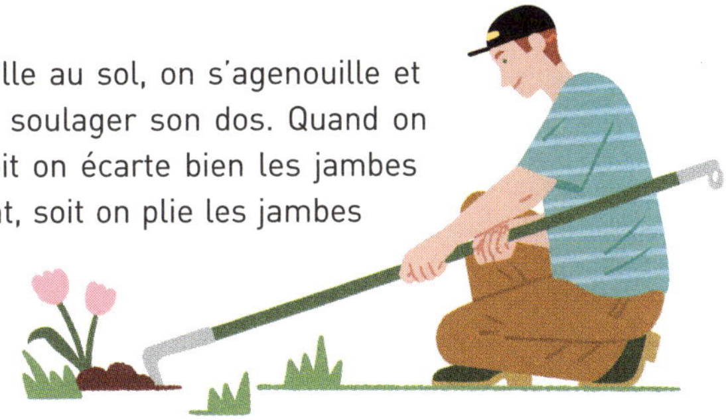

Pour le jardinage, c'est pareil. Quand on travaille au sol, on s'agenouille et on n'hésite pas à poser une main au sol pour soulager son dos. Quand on utilise un instrument avec un long manche, soit on écarte bien les jambes en fente, de manière à bien plier la jambe avant, soit on plie les jambes et on travaille le plus proche possible du sol.

Lors des tâches ménagères

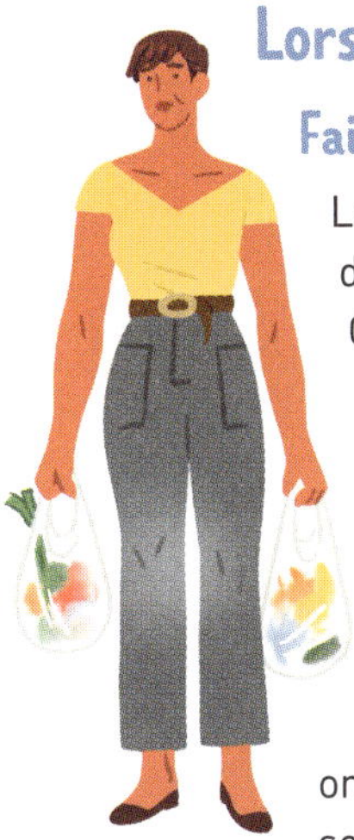

Faire ses courses

La bonne manière de porter, de manière générale, c'est de répartir les poids de part et d'autre. Quand on va faire ses courses, soit on traine un caddie, soit on porte des sacs aussi lourds des deux côtés, que ce soit à bout de bras ou sur les épaules.

Faire la vaisselle

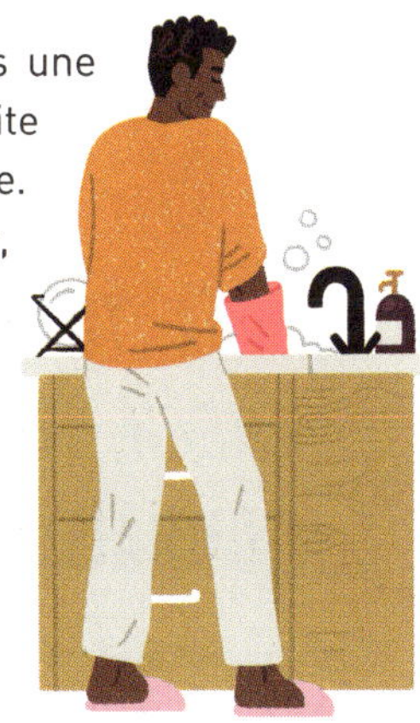

Comme on reste de manière générale debout dans une position statique, on écarte les jambes et on n'hésite pas à contracter les muscles de la sangle abdominale. Par ailleurs, si le meuble sous la vasque le permet, on prend appui avec les genoux légèrement fléchis pour soulager le bas du dos.

Passer l'aspirateur

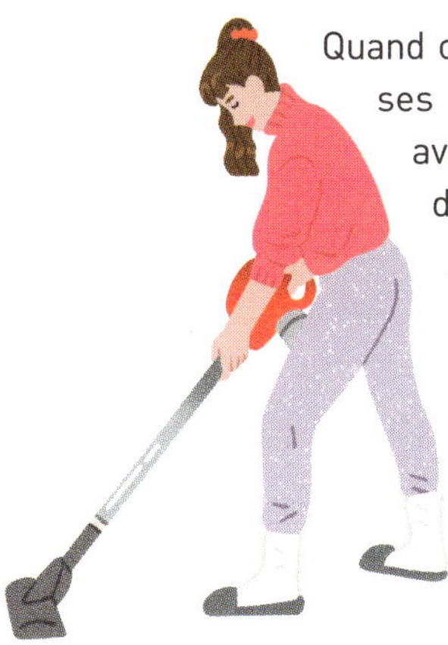

Quand on passe l'aspirateur, on pense à soulager ses lombaires en mettant un pied bien en avant en position de «fente» et on garde le dos droit. L'effort vient une fois de plus des jambes et pas des lombaires.

Repasser sans douleur

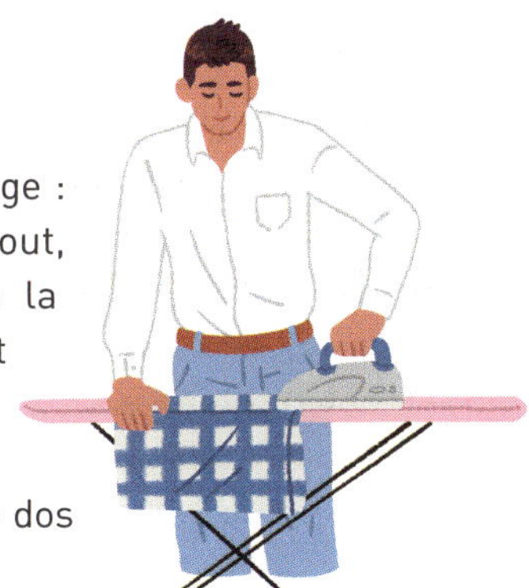

Deux solutions pour les as du repassage :

- soit on repasse en position debout, en adaptant bien la hauteur de la planche à repasser et en écartant légèrement les jambes ;
- soit on repasse en position assise, le dos bien droit, en abaissant la hauteur de la planche, de manière à ce que le dos et les jambes soient soulagés.

Devant les écrans : bien se positionner sur le fauteuil

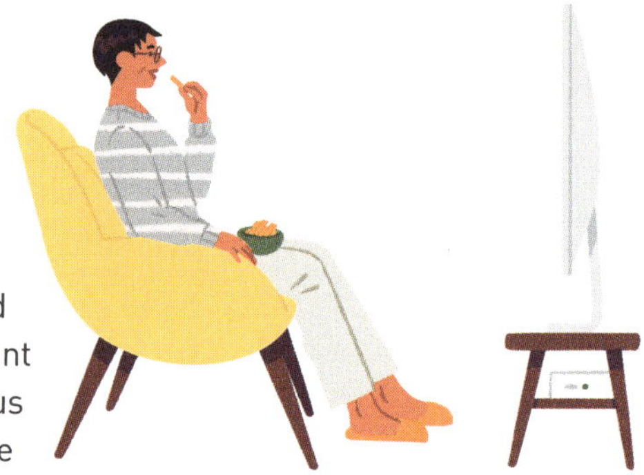

Bien sûr, la journée de travail a été dure, vous êtes absolument épuisé et vous n'avez qu'une envie : vous affaler sur votre canapé... Mauvaise idée pour votre dos ! Bien se positionner devant la télé, c'est d'abord avoir le bas du dos droit (ce que l'on obtient en mettant un coussin derrière la zone lombaire et en se plaçant plus à l'avant du siège), puis garder aussi le cou droit, ce que l'on obtient en positionnant l'écran à la hauteur des yeux.
Quand on regarde sa tablette ou son smartphone, le mieux est de respecter les mêmes consignes concernant l'assise, donc le dos bien droit avec un coussin dans le bas du dos et la tête droite, le menton parallèle au sol et les épaules relâchées, les coudes appuyés contre des accoudoirs, la tablette à hauteur des yeux (ou la tablette installée sur une table mais le plus possible à hauteur du regard). C'est aussi valable pour un document ou un livre à lire.

LE *TEXT NECK*, VOUS CONNAISSEZ ?

Regarder toute la journée son portable, la tête légèrement baissée, peut induire un « *Text neck* » ou « *Tech neck* » (de *neck*, « cou » en anglais). Il s'agit d'une cervicalgie résultant de cette mauvaise position qui sollicite trop, par extension de la colonne, notre cou. À la clef : douleurs et torticolis. L'astuce : regarder son portable comme un livre, sans baisser la tête.

Au coucher, les bonnes postures dans son lit

Le bon matelas

C'est notre morphologie qui va déterminer le choix du matelas, mais, de manière générale, ce dernier ne doit être ni trop ferme, ni trop souple, afin de maintenir la colonne vertébrale la plus droite possible. Une personne légère n'a pas les mêmes besoins qu'une personne qui pèse lourd.
Il existe différentes technologies de matelas, avec ressorts, en latex, à mémoire de forme ou en mousse, chacune ayant ses avantages et ses inconvénients. Une technologie n'est pas meilleure qu'une autre.

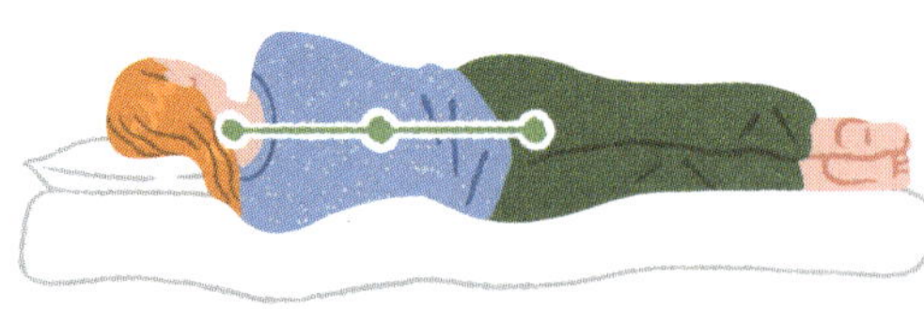

Ce qui joue sur la résolution des maux de dos est la fermeté du matelas, à choisir selon sa corpulence. Le mieux est d'essayer différents matelas avant d'en acheter un, afin de trouver celui qui nous correspond. Dans l'idéal, il faudrait en changer tous les dix ans...

Quelle position choisir pour dormir ?

Pour bien dormir et ne pas se réveiller avec des maux de dos, il est conseillé de dormir soit sur le dos, soit sur le côté (mais pas sur le ventre, car cela risque de « casser » le cou et de cambrer la colonne). Tout dépendra aussi, bien sûr, du choix de la literie, l'idéal étant que la colonne vertébrale reste la plus droite possible.

L'oreiller qui bichonne notre cou

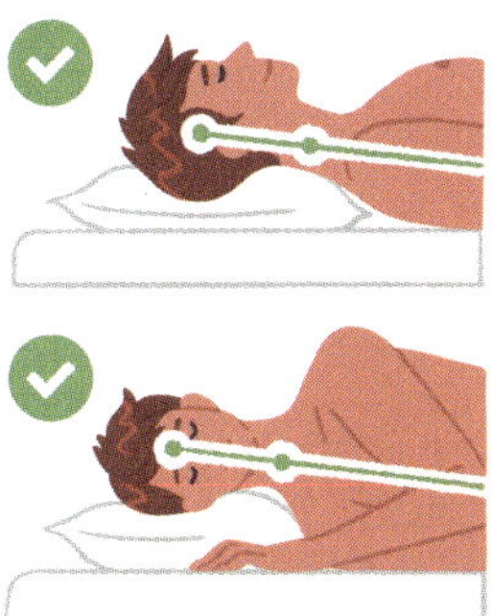

Le choix de l'oreiller peut jouer beaucoup pour notre nuque et notre dos. Il ne doit être ni trop gros, ni trop épais, ni trop grand, ni trop petit, ni trop fin. Il doit permettre à votre cou d'être aligné avec le reste de la colonne vertébrale. Pas besoin pour autant d'acheter des oreillers ergonomiques, ils n'ont pas démontré leur plus grande efficacité par rapport à de « bons » oreillers classiques. Si le matin vous avez des douleurs cervicales, changez de modèle !

DITES-MOI DR.GOOD ?

Quid des talons hauts ?

Ah ! difficile de répondre. Des talons de plus de 5 cm augmentent notre cambrure. De là à les interdire et faire un lien direct avec le mal de dos il y'a qu'un pas, mais il n'existe pas de consensus médical à ce sujet. Marcher plus naturellement (la forme de la voûte plantaire est aussi à prendre en compte), avec des talons plats (voire pieds nus quand l'occasion se présente), reste du bon sens.

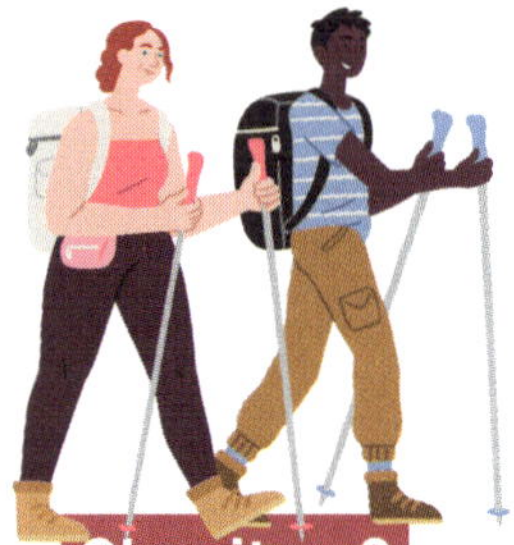

Chapitre 2

La bonne hygiène anti-mal de dos

Agir et ne plus subir, voici l'adage à retenir. On bouge, on fait du sport, sans oublier de trouver l'activité qui permet de se détendre, car le stress est aussi un facteur favorisant la douleur.

On bouge au quotidien

Choisir un sport « ami du dos »

On ne va pas vous demander la lune. Pour bien faire et pour être efficace, quelle que soit la discipline suivie, une séance d'environ 45 minutes, 1 fois par semaine est un bon rythme pour commencer. On passera à deux séances après quelques semaines, ce qui est la bonne cadence. Pour réussir, il faut cumuler sport et plaisir. Faire de ce moment votre moment à vous, celui que vous attendez parce qu'il vous fait du bien physiquement, mais aussi moralement... Certes, certains peuvent être plus traumatisants (sports de contact, d'impact, rugby, équitation...), mais l'important reste de se bouger, et tout dépend aussi de la morphologie. Par exemple, un runner costaud qui se plaint du dos aura intérêt à limiter un peu ses séances.

DES SPORTS À BANNIR

- **Les sports qui tassent la colonne : VTT, moto-cross, équitation...**
- **Les sports où l'on saute beaucoup : basket-ball, volley-ball...**
- **Les sports de combat ou d'impact : judo, boxe, rugby...**
- **Les sports de torsion : golf...**

La natation

Pourquoi c'est bien pour mon dos ?

C'est connu, la natation est excellente pour le dos. L'un des premiers bienfaits de cette activité est certainement l'effet d'apesanteur : on fait du sport, mais sans impacter les articulations ni le dos (le corps étant en partie porté par l'eau) donc sans se « faire mal ». Cela fait de la natation un sport qui peut être pratiqué par tous, quel que soit son souci, et à tout âge. Le second bienfait, et pas des moindres, est qu'elle permet de développer la masse musculaire de manière harmonieuse (tout le corps est sollicité) et symétrique (on nage autant avec ses deux bras que ses deux jambes !).

Quelle nage ?

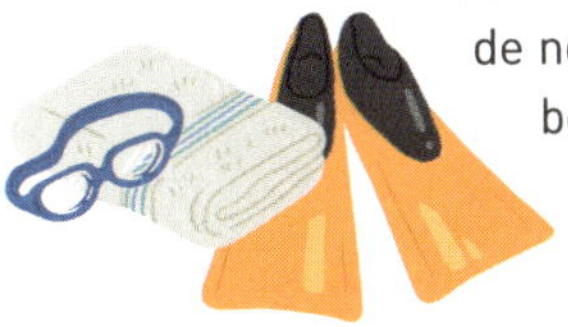

Tout d'abord, on oublie le papillon, trop technique et qui augmente la cambrure de notre dos. La brasse n'est pas la meilleure nage non plus, car elle sollicite beaucoup le bas du dos, surtout si on garde la tête hors de l'eau. Préférez la brasse coulée. Les meilleures nages restant le crawl ou le dos crawlé. Cette dernière est plus facile pour les débutants, car il est plus aisé de respirer et on peut alors davantage se concentrer sur les bras et le fait de bien s'étendre dans l'eau.

En pratique : Mon petit programme de natation

Commencez par des sessions de 30 minutes où l'on enchaîne :

- 5 minutes d'échauffement avec de la brasse coulée ;
- 10 minutes de dos crawlé avec un *pull boy* entre les jambes pour les immobiliser et pouvoir travailler plus intensément la partie supérieure du corps (dos, épaules et abdos) ;
- 10 minutes avec une frite sous le cou pour se concentrer sur les jambes (faire par exemple des battements) ;
- pour finir, 5 minutes de dos crawlé pur. Il faut penser à aller chercher l'eau le plus loin possible avec ses bras et à s'allonger le plus possible dans l'eau.

> **LE BON CONSEIL DE Dr. Good!**
>
> **Se bouger ce n'est pas que « faire du sport ». On peut bouger de plein de façons durant la journée : marcher, dès que possible (descendez un arrêt plus tôt dans les transports en commun), ne pas prendre l'ascenseur mais les escaliers, faire ses courses, opter pour le vélo plutôt que la voiture, faire des parties de balle-au-prisonnier endiablées avec ses enfants !**

Le Pilates

Pourquoi c'est bon pour mon dos ?

Si le Pilates a autant de succès, ce n'est pas pour rien. Il s'adresse à tout le monde, car les exercices ne sont ni violents, ni traumatisants pour le corps. Ils peuvent être adaptés en fonction du niveau, des besoins de chacun, et des pathologies s'il y en a. Cette méthode de renforcement des muscles profonds responsables de la posture, consiste en un enchaînement de postures qui vont améliorer la masse musculaire, la souplesse, la conscience que l'on a de son corps et de sa tenue.

En pratique

Difficile de résumer un cours de Pilates en quelques mouvements seulement. Mais voici deux postures à adopter en routine à n'importe quel moment de la journée, pour détendre son dos !

La position du chat qui s'étire

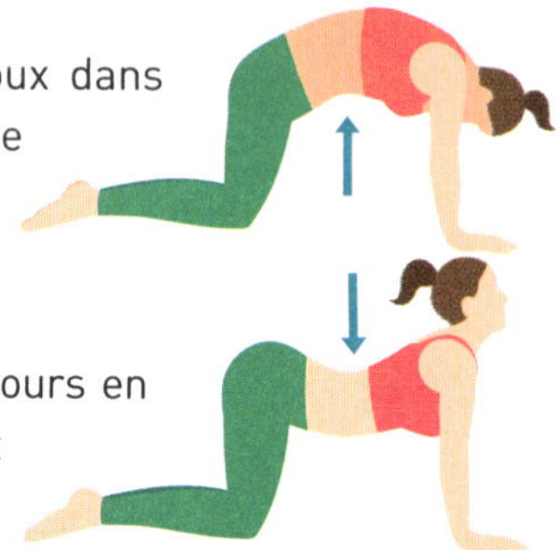

Mettez-vous à quatre pattes, main dans l'axe des épaules, genoux dans l'axe des hanches, la tête dans le prolongement de la colonne, le regard tourné vers le sol. Inspirez en rentrant le ventre. Expirez en arrondissant progressivement la colonne, le bas, le milieu puis le haut du dos. Baissez légerement la tête pour regarder vos cuisses. À l'inspiration, creusez doucement le dos (sans vous cambrer), toujours en déroulant la colonne : bas, milieu, haut et relevez la tête en la gardant bien dans l'axe de la colonne. Répétez l'enchaînement 5 fois.

La posture de l'enfant

Toujours à quatre pattes, sans bouger les mains, inspirez. À l'expiration, ramenez les fesses vers l'arrière, doucement, jusqu'à ce qu'elles touchent les talons (placer un coussin ou une serviette si ce n'est pas le cas), le buste doit venir toucher les cuisses. Touchez le sol avec votre front et étirez bien la colonne. Étirez les bras vers l'avant, paumes de mains au sol. Tenez la position quelques secondes, le temps de 3 à 5 respirations, avant de vous redresser doucement. Détente garantie !

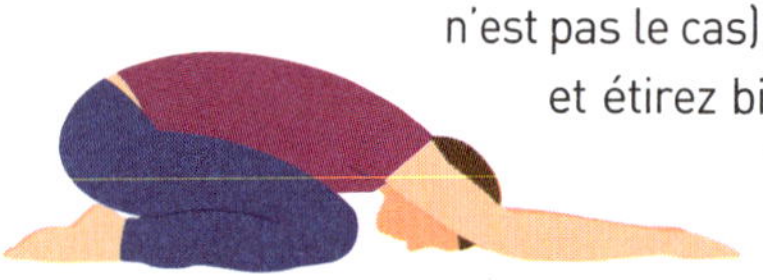

Le yoga

Pourquoi c'est bon pour le dos ?

Parce que l'ensemble du corps est sollicité. Les postures s'enchaînent comme une sorte de chorégraphie orchestrée par le professeur. La respiration vient se caler sur les mouvements effectués. Le travail n'est jamais fait en force, mais dans la fluidité. On muscle, on renforce, on étire. N'importe qui peut faire du yoga et progresser. En outre, le travail de respiration va avoir un impact sur le degré de stress et sa gestion.

En pratique

Le mieux est de s'inscrire à un cours. Mais pour vous donner un avant-goût, voici deux postures à réaliser quand vous voulez pour soulager votre colonne.

La posture du cobra

Idéale pour soulager les douleurs cervicales et le bas du dos.
Allongez-vous à plat ventre, jambes serrées, pointes des pieds tendues.
Placez vos mains à plat de part et d'autre de votre corps, au niveau de votre poitrine.
Doucement, relevez la tête, puis le buste, en prenant appui sur vos bras.
Maintenez la position quelques secondes (au moins 5 respirations), puis revenez à la position de départ.

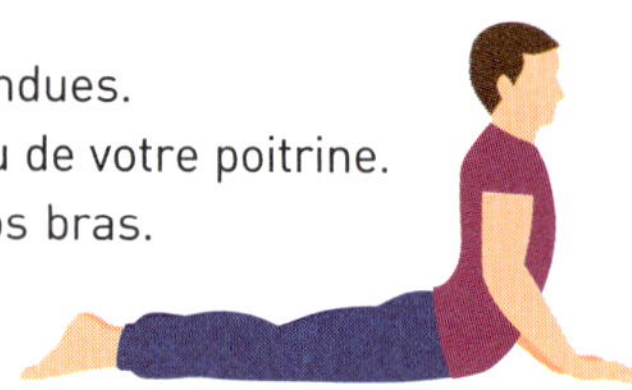

La pierre qui roule

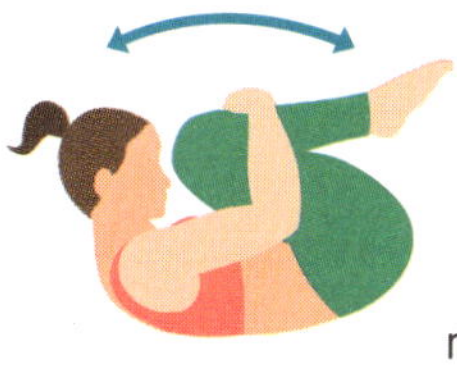

Un vrai automassage du dos. Allongé sur le dos, ramenez doucement vos genoux contre votre poitrine en les maintenant groupés avec vos mains, sans serrer. Soulevez doucement votre tête vers vos genoux et faites le dos rond. Balancez-vous tout doucement d'avant en arrière pour masser vos lombaires, le temps de sentir les bienfaits de cette position.

Mais aussi...

La barre au sol, souple comme une danseuse

Issue de la danse classique, la barre au sol permet un renforcement musculaire intense, global et symétrique en musique. Elle permet aussi un réel travail sur la souplesse, ce qui soulage les maux de dos voire les prévient.

Le gainage

Aussi appelé *Core Stability* (littéralement « stabilité centrale »), le gainage est une technique de musculation qui renforce les muscles abdominaux profonds (le psoas-iliaque et les abdominaux), les muscles profonds et superficiels du dos. Il aide aussi à développer ses qualités proprioceptives, c'est-à-dire d'équilibre. On tient bien mieux sur une seule jambe lorsqu'on est gainé ! Parce que le propre du travail de gainage, c'est de donner au corps un aspect très tonique, mais pas trop musclé (voir les exercices de gainage p. 53) !

DITES-MOI DR.GOOD ?

Se muscler avec des appareils électriques, bonne ou mauvaise idée ?

Oui, mais à condition que cela complète la pratique physique et non la remplace ! L'électrostimulation est utile après une blessure, lorsqu'un muscle ne peut pas encore être sollicité, pour recommencer à le faire travailler. Toutes les études montrent que cela raccourcit le temps de rééducation. Le kinésithérapeute les utilisera alors bien volontiers. Dans le cadre d'un développement musculaire chez un sportif, cette méthode peut accompagner des exercices.

On mange « anti-inflammatoire »

On se rappelle ces quelques règles à respecter pour ne pas entretenir une certaine inflammation de notre organisme :

- utiliser le moins possible d'aliments transformés (les plats préparés, les biscuits, les gâteaux, les viennoiseries, les fritures, les chips, etc.) ;
- utiliser de bonnes huiles végétales chargées en oméga-3 (huile de lin, huile de sésame, huile de colza, huile de noix, que l'on conserve au réfrigérateur, bien sûr) ;
- manger des fruits et des légumes en quantité « illimitée », en revanche limiter les quantités de viande (notamment rouge),

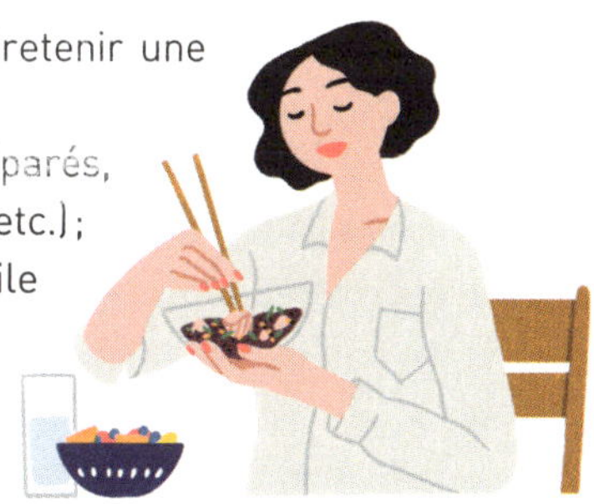

de charcuteries, de fromages gras et de sucres rapides (tout ce qui a un goût sucré dans votre bouche);

- boire des eaux variées: 1,5 litre par jour (penser à l'hydratation de vos disques!).

Un régime pauvre en polyamines

Les polyamines sont des molécules essentielles au métabolisme cellulaire. Leur origine est à la fois interne (la flore intestinale, en partie) et alimentaire (voir tableau). Elles entrent en jeu dans les processus de sensibilité à la douleur en agissant sur des récepteurs (que l'on appelle les récepteurs NMDA) et qui sont d'ailleurs ceux sur lesquels agissent les médicaments antalgiques à base d'opioïdes. En empêchant que ces récepteurs ne fonctionnent trop fort, on se rend compte que l'on pourrait abaisser la douleur ressentie par le patient, en limitant son hypersensibilité. Pour cela, il faut privilégier des aliments pauvres en polyamines et diminuer ceux qui en sont riches.

Aliments à privilégier (pauvres en polyamines)	Aliments à éviter (riches en polyamines)
• prune jaune, melon, myrtille, fraise, ananas, raisin, kiwi 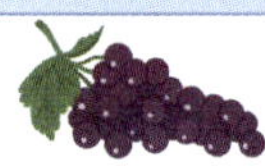	• agrumes et jus d'agrumes 
• datte sèche, noix de coco en poudre	• jus de raisin
• asperge, betterave, carotte, céleri, oignon, cœur d'artichaut, haricot vert, oseille, poivron, rutabaga, mâche, topinambour, patate douce 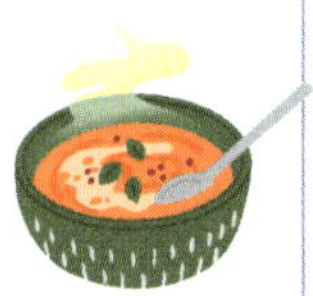	• mangue, litchi, banane, fruit de la passion
• pâtes, riz, vermicelles, semoule de maïs, polenta	• pois (tous confondus), lentilles, fèves, tomate, champignons, chou fermenté 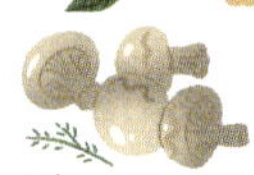
• haricots blancs secs, haricots rouges	• farine de sarrasin, de seigle, flocons d'avoine, soja (hormis yaourts et lait), quinoa, graines (lin, sésame, courge, tournesol), noisettes
• fromage de brebis, brie, Saint-Nectaire	• certains fromages : cantal, comté, reblochon, roquefort, bleu d'Auvergne. 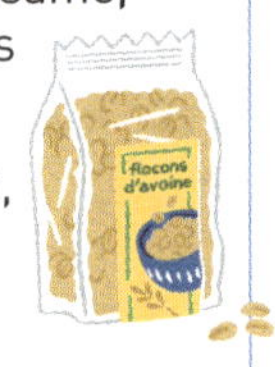
• crouton, galette de riz, biscotte à l'épeautre, brioche, croissant, pain au chocolat, pain blanc, *corn flakes* au chocolat	• foie et ses dérivés
• langue de bœuf, porc, chipolata, saucisse de Strasbourg, jambon blanc	• fruits de mer
• dorade, merlan, saumon, sole, algues deshydratées 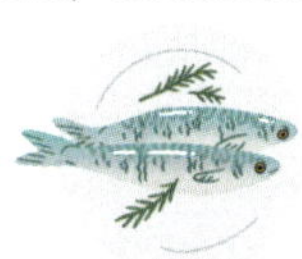	
• jus de baies de goji	
• dessert au lait de soja, préparation culinaire au soja	

Au menu d'une journée « antidouleur »

Au petit déjeuner

Un bon café, 3 dattes sèches, des biscottes à l'épautre avec du beurre et de la confiture de mirabelles ou un grand bol de *corn flakes* au chocolat pour les plus gourmands et un jus de baies de goji.

Au déjeuner

Une grande salade de pâtes, mâche, haricots verts, cœurs d'artichauts, feta et jambon blanc, agrémentée de quelques raisins secs et de croutons de pain, saupoudrée d'algues marines déshydratées, vinaigrette au vinaigre balsamique ; une salade de fruits en dessert avec du melon, des myrtilles, de la fraise et de la prune jaune.

Au goûter

Des galettes de riz, un yaourt nature, une pomme.

Au dîner

Une poêlée de légumes avec potiron, patate douce, carotte, un pavé de saumon, un morceau de fromage type brie ou brebis, avec un morceau de pain au froment, un sorbet.

On lutte contre le stress

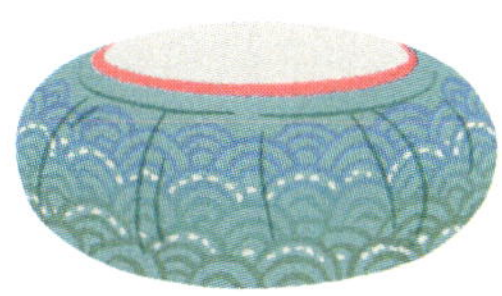

La méditation de pleine conscience

Pourquoi c'est *good*?

Elle consiste à focaliser pleinement son attention sur le moment présent et à analyser les sensations ressenties, en se servant notamment de l'observation, de la respiration, pour accéder au fameux état de « pleine conscience ». De nombreuses études ont montré qu'elle permettait de diminuer l'intensité de stress chez une personne la pratiquant régulièrement, ainsi que l'intensité de la douleur qu'elle ressent. Mais cela nécessite une pratique sérieuse, donc encadrée (au début en tout cas) et quotidienne.

En pratique

Pour s'initier et tester une séance maison :

- Isolez-vous dans une pièce au calme, rassurante, agréable, à température confortable ni trop chaude, ni trop froide.
- Allongez-vous et fermez les yeux.
- Concentrez-vous sur votre respiration, qui doit être la plus « naturelle » et spontanée possible (pas abdominale, donc).

- Passez mentalement votre corps au « scanner » (faites ce que l'on appelle un *body scan*), progressivement, en commençant par vos orteils, vos chevilles, vos jambes, vos cuisses, vos hanches, votre bassin, votre ventre, votre torse, vos avant-bras, bras, mains, doigts, cou, visage, puis crâne. Lorsque des pensées surviennent, faites comme si vous les mettiez de côté et ramenez doucement votre esprit à ce que vous êtes en train de faire : scanner votre corps en étant à l'écoute de vos sensations.

La bonne fréquence : commencez par des sessions quotidiennes de 5 à 10 minutes qui vont vous permettre de vous recentrer. Vous pouvez les allonger petit à petit dès que vous vous sentez prêt. N'hésitez pas à vous faire aider par des professionnels !

LE BON CONSEIL DE Dr.Good!

Aidez-vous d'une App. Cela vous rendra l'abord plus facile, et les propositions y sont variées : « Petit Bambou », « *Insight timer* », « *Mindful attitude* », etc. sont de super guides pour vous aider dans cet apprentissage.

On respire bien pour se relaxer

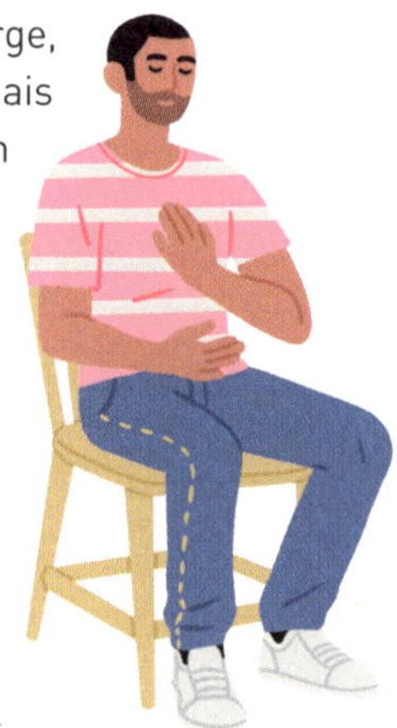

Pour réguler son stress, son anxiété, ses émotions de manière plus large, le travail sur la respiration a largement prouvé son efficacité. Qui n'a jamais entendu « respire profondément, concentre-toi sur ta respiration » dans un moment de débordement émotionnel ? Il existe différents types d'exercices simples à réaliser, selon les besoins et les nécessités du moment, même à son bureau, en pleine journée de travail.

La cohérence cardiaque pour réguler ses émotions

Un exercice idéal pour vous amener une certaine dose de sérénité les jours où l'impatience ou la colère vous submergent.

En pratique

En position assise ou accroupie, commencez par respirer lentement.
Focalisez votre attention sur vos rythmes respiratoires pour tenter de donner le même rythme à l'inspiration et à l'expiration, sur 3 secondes chacune, par exemple.
Ensuite, prenez une grande inspiration pendant 3 secondes. Puis, retenez l'air dans vos poumons pendant 12 secondes. Enfin, relâchez l'air dans une expiration de 6 secondes. 3-12-6, à répéter 5 fois d'affilée.

La bonne fréquence : idéalement, c'est trois fois par jour pour profiter pleinement des bénéfices de la cohérence cardiaque, puisque les effets physiologiques durent en moyenne 5 heures après 5 minutes de pratique.

La sophrologie

Son objectif ? Développer la conscience de chacun pour parvenir à un état de relaxation. Basée elle aussi sur la respiration, ainsi que sur la visualisation d'images positives, cette méthode aide à retrouver une certaine harmonie entre le physique et le mental. Si elle n'a pas été validée scientifiquement, elle semble cependant pouvoir aider dans les cas de douleurs chroniques.

ESSAYEZ LA VISUALISATION

Prenez une grande inspiration pendant 5 secondes. Pendant ce temps, projetez-vous dans des moments joyeux de votre vie et tentez de bomber le torse pour ouvrir votre « cœur ». Ensuite, expirez sur 5 secondes par votre bouche en « recrachant » vos pensées négatives. À répéter jusqu'à ressentir un sentiment de bien-être, avant de dormir ou même au travail.

En pratique

- Installez-vous confortablement au fond de votre chaise. Les pieds à largeur des hanches, les mains à plat sur les cuisses et la tête droite. Fermez tranquillement les yeux, en prenant conscience de votre position. Vous êtes à l'écoute de votre respiration et vous vous laissez glisser dans la détente.
- Puis portez votre attention sur le front et relâchez tous les muscles de votre visage : les muscles du front, autour des yeux, vos paupières, les muscles des joues, la bouche et la mâchoire.
- Continuez la descente, en relâchant tous les muscles du cou, de la nuque. Les épaules se font plus lourdes. Relâchez l'extérieur des bras, avant-bras, poignets, jusqu'au bout des doigts.
- Portez votre attention sur le thorax, devant au niveau du sternum. Et à partir de ce point relâchez tous les muscles de cette cage thoracique. Relâchez également la colonne vertébrale dorsale, sans oublier l'intérieur de vos bras, jusqu'aux paumes de vos mains.
- À partir d'un point au-dessus du nombril, relâchez tous les muscles de votre ceinture abdominale, percevez les muscles du ventre qui se relâchent. Tous les muscles de votre colonne vertébrale lombaire sont relâchés. Effacez doucement le creux du dos contre la chaise.

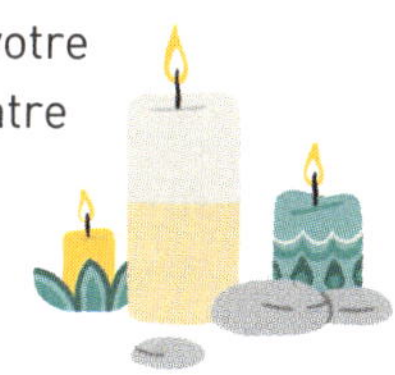

- Puis à partir du bas-ventre, relâchez tous les muscles du bas du corps, jusqu'au bout de vos orteils. En commençant par relâcher les muscles fessiers, le bassin, les hanches, les muscles des cuisses, les genoux, les mollets, les chevilles et les pieds.
- En portant votre attention sur le nombril, vous prenez conscience de toute la forme de votre corps dans cette détente agréable. Prenez le temps d'apprécier votre corps relâché et votre respiration qui est devenu tranquille, calme. Prenez conscience de l'équilibre de votre corps, de sa respiration. Essayez d'écouter tout ce qui se passe à l'intérieur de vous. Sans jugement.
- Tranquillement, prenez 3 respirations profondes. Et remettez votre corps en tension musculaire, en commençant par bouger les pieds et remontez tout doucement jusqu'à votre visage.

La bonne fréquence : pour la pratique d'une séance à la maison c'est 5 minutes 3 fois par semaine la première semaine, puis 10 minutes 3 fois par semaine la deuxième semaine, puis 15 minutes 3 fois par semaine les semaines qui suivent.

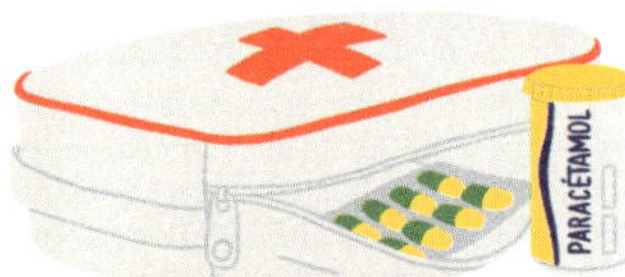

Chapitre 3

Soulager la douleur

Quitte à se répéter, insistons un peu.
Il ne faut pas attendre que la douleur s'installe pour réagir.
Bonne nouvelle : nous avons à disposition tout un arsenal de solutions.

Les antalgiques, comment et quand les utiliser ?

Le paracétamol

Le paracétamol s'utilise pour les douleurs légères à modérées. On peut prendre jusqu'à 1 g toutes les 6 h (pour un poids supérieur à 60 kg), notamment en cas de douleur intense.

Les anti-inflammatoires (ibuprofène, etc.)

Ils n'ont pas la même facilité d'utilisation que le paracétamol, car ils ont plus de contre-indications (les antécédents de problème d'ulcères gastriques, les insuffisances rénales, les infections bactériennes en cours et non traitées, etc.) et plus d'effets secondaires. Ils peuvent être pris au cours des repas, 2 à 3 fois par jour, de manière ponctuelle, mais demandez d'abord son avis à votre pharmacien ou votre médecin.

Les décontractants musculaires (Miorel®, Myolastan®)

Ils n'ont pas vraiment le vent en poupe et sont de moins en moins conseillés ou même prescrits. Présentant là aussi beaucoup de contre-indications (femme enceinte, allaitement, épilepsie, allergie à la colchicine) et d'effets secondaires (diarrhées, douleurs d'estomac, somnolence, etc.), seul le médecin décidera si vous pouvez en prendre et ce, de manière très ponctuelle.

Les massages qui font du bien

Le massage a définitivement prouvé son efficacité dans la prise en charge de la douleur, notamment pour celles d'origine musculaire. On peut le pratiquer de différentes façons, seul ou à deux, en utilisant ou non des huiles ayant certaines vertus décontracturantes. Le mot d'ordre reste de ne jamais hésiter à se faire masser lorsqu'on a mal au dos !

L'automassage

C'est pratique, facile, ça soulage ! On peut le pratiquer debout, assis, en mouvement ou statique, et pratiquement n'importe où. Il est recommandé de se trouver dans un endroit calme. Le principe est de chauffer puis masser la peau au niveau de la zone qui fait souffrir et des muscles qui se situent en-dessous.

En pratique

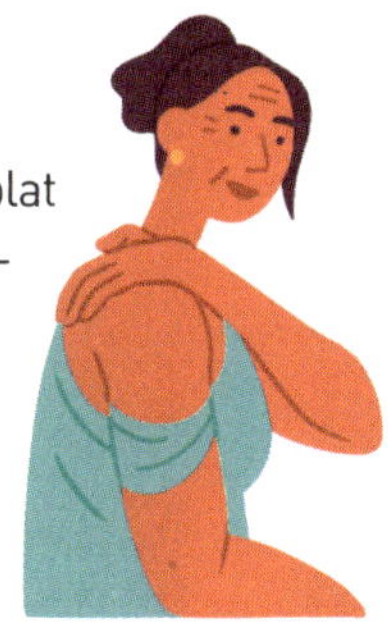

Dans un premier temps réchauffez vos mains en les frottant du haut vers le bas à plat l'une contre l'autre. Puis, posez vos mains à plat sur la zone douloureuse, en commençant par les faire glisser sur la zone pour l'effleurer. Puis, progressivement, frottez de plus en plus fort avec vos deux mains à plat, pendant 30 secondes environ. On passe ensuite à la phase de massage plus active de la partie du muscle que vous identifiez au toucher comme un « nœud ».

Le trigger point

Un *trigger point* (ou « point gâchette » ou encore « point déclencheur ») c'est une contraction, un nœud dans un muscle, qui a l'aspect d'une petite boule et qui déclenche une douleur lorsqu'on appuie dessus. Elle se crée souvent suite à un traumatisme ou un stress plus ou moins important. On retrouve des *trigger points* dans chacun des muscles du corps et plusieurs *trigger points* peuvent se retrouver au sein du même muscle.

En pratique

Un *trigger point* se traite en appliquant une pression assez importante, soit par un massage du bout des doigts en utilisant le pouce en exerçant des pressions fortes de 5 secondes, puis en relâchant (mais c'est assez difficile), soit à l'aide d'une balle en caoutchouc et d'une surface rigide (un mur), soit à l'aide d'un rouleau de massage *trigger point* (un rouleau de massage pour le dos avec une surface crénelée destinée à imiter la sensation d'une main pour un massage plus efficace). Pour le traiter efficacement, il est recommandé de pratiquer une douzaine de mouvements « d'aller-retour » avec la balle en caoutchouc, et ce une dizaine de fois par jour. Un *trigger point* peut être éliminé après quelques jours ou plusieurs semaines, en fonction de son ancienneté.

Les coups de pouce pour accompagner un massage

Lorsqu'une bonne âme peut vous masser, différents outils vont aider à renforcer le bénéfice du massage.

Une crème à base d'anti-inflammatoire (type kétoprofène, etc.)

Elle peut être utilisée jusqu'à 3 fois par jour, et sans contre-indication, pour masser une zone douloureuse. Il ne faut pas hésiter à l'utiliser en massage plusieurs jours de suite pour en augmenter l'efficacité.

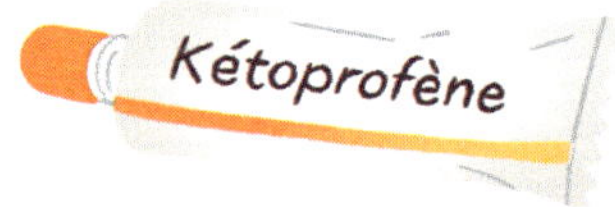

L'huile essentielle de gaulthérie

Plante aux vertus antidouleur et anti-inflammatoire, la gaulthérie en huile essentielle est très efficace pour lutter contre les douleurs musculaires. Elle s'applique localement sur la zone douloureuse. Dans un petit flacon, diluez 2 gouttes d'HE avec une huile végétale (1 c. à s. d'huile d'amande douce, par exemple) et déposez quelques gouttes sur la peau. Massez ensuite, mais sans appliquer de pression. Le traitement peut être répété durant 1 semaine à raison de 3 ou 4 fois par jour.

Précautions : L'huile essentielle de gaulthérie est contre-indiquée pour les personnes épileptiques, allergiques à l'aspirine ou sous traitement anticoagulant. L'usage ne peut être qu'externe. Ne pas l'utiliser à l'état pur. Elle est interdite aux femmes enceintes, allaitantes et aux enfants de moins de 6 ans.

L'huile essentielle d'eucalyptus citronné

À la fois chauffante et apaisante, elle possède une propriété anti-inflammatoire. Elle est recommandée en cas de courbatures et de raideur musculaire. Sa propriété analgésique permet de calmer les douleurs très rapidement. Déposez 2 ou 3 gouttes d'huile essentielle dans le creux de votre paume que vous aurez préalablement remplie d'huile végétale, appliquez sur la zone douloureuse et massez légèrement en faisant un geste circulaire. En plus, elle a un effet rafraîchissant.

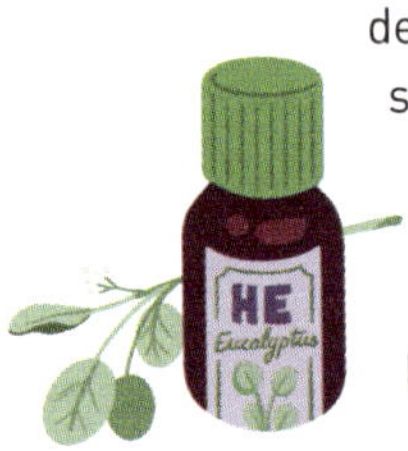

Précautions : Ne l'appliquez jamais directement pure sur la peau. Ne l'utilisez pas sur les enfants de moins de 3 ans et les femmes enceintes. Arrêtez l'utilisation en cas de toux, de larmes ou d'irritation des muqueuses.

Les gestes qui soulagent

Jouer du chaud et du froid

La thermothérapie, déjà entendu parler ? Vous y avez déjà eu recours et vous ne le savez même pas ! Cela consiste à appliquer du chaud ou du froid pour soulager une douleur. Loin de n'être « qu'un » remède de grand-mère, l'effet que cela peut avoir sur la douleur est à ce jour bien documenté. Et cela reste très facile à mettre en place.

Premier allié : le froid

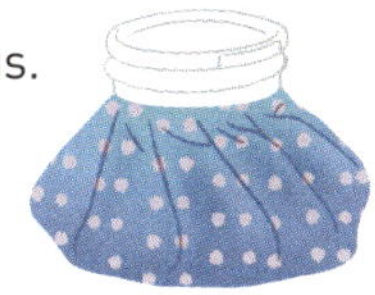

Le froid a une action de rétractation des vaisseaux sanguins et des tissus. Cela a un effet anti-inflammatoire qui va notamment soulager les douleurs aiguës dans le cadre de traumatismes (qui n'est jamais allé chercher en catastrophe dans son congélateur le sac de petits pois surgelés pour résorber une bosse ou un hématome ?) ou bien lors de poussées d'arthrite, par exemple. Cela permet d'avoir moins recours aux antalgiques et c'est plutôt simple d'utilisation, à condition de ne pas appliquer directement sur la peau, mais toujours à travers un linge ou un sac plastique.

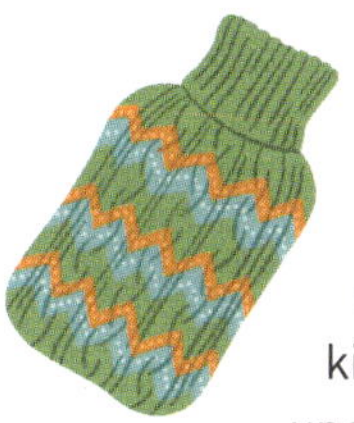

Second allié : le chaud

La chaleur a une action décontractante sur les tissus et les muscles. Cet effet est lié à la vasodilatation qui améliore la circulation sanguine. Cela va être très utile dans le cas de torticolis, de courbatures. On peut soit utiliser une bouillotte remplie d'eau chaude, soit prendre une douche chaude ou un bain chaud. Les kinésithérapeutes utilisent, eux, des lampes infrarouges qui permettent de chauffer une zone bien particulière et de régler l'intensité en fonction de la douleur.

Les plantes à la rescousse

La phytothérapie peut s'avérer très efficace, souvent sans effets secondaires, ou presque, cependant il faut en respecter les doses et précautions d'usage, que votre pharmacien ou votre médecin vous rappelleront au moment de vous orienter vers une cure.

L'harpagophytum

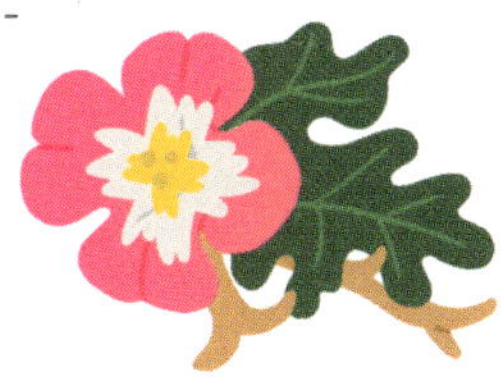

Pourquoi c'est bon ? C'est une plante dont on reconnaît l'usage dans le traitement symptomatique de l'arthrose douloureuse et des douleurs lombaires.
Comment l'utiliser ? Sous forme de complément alimentaire (en gélules), il est recommandé de suivre un traitement d'au moins 2 à 3 mois pour ressentir un effet bénéfique sur les articulations douloureuses. Voir avec votre pharmacien pour les posologies.

Précautions : Attention, déconseillé pendant la grossesse, aux diabétiques, aux personnes souffrant d'hypertension, de maladie cardiaque ou d'insuffisance rénale. L'harpagophytum favorisant la sécrétion d'acide gastrique, les personnes sujettes à des troubles gastriques, ulcères gastriques ou duodénaux, doivent impérativement demander un avis médical.

Le curcuma

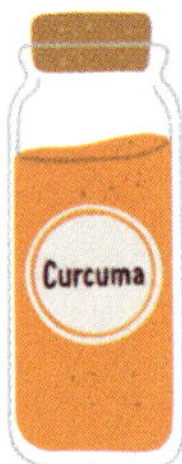

Pourquoi c'est bon? Les recherches montrent que cette épice est un allié pour soulager les maladies inflammatoires, comme l'arthrite ou l'arthrose, par exemple. Les compléments alimentaires de curcuma contiennent des antioxydants puissants, les curcuminoïdes.

Comment l'utiliser? Les doses vont être variables selon les douleurs à traiter, et on conseille de l'utiliser de manière quotidienne en cure d'1 mois minimum. Dans tous les cas, à consommer lors d'un repas, afin de faciliter son absorption.

Précautions : Il est déconseillé chez les femmes enceintes ou allaitantes, les enfants, en cas de calculs biliaires, de traitements par anticoagulants, de chimiothérapie anticancer. Il peut fluidifier le sang, il faut donc l'arrêter au moins deux semaines avant une opération chirurgicale.

L'écorce de saule blanc

Pourquoi c'est bon? C'est de l'« aspirine végétale », car riche en dérivés salicylés aux propriétés anti-inflammatoires et antalgiques. L'Agence européenne du médicament reconnaît son usage dans le traitement de courte durée (4 semaines) des douleurs lombaires et articulaires. Elle sera typiquement très intéressante en cas de mal de dos d'origine arthrosique.

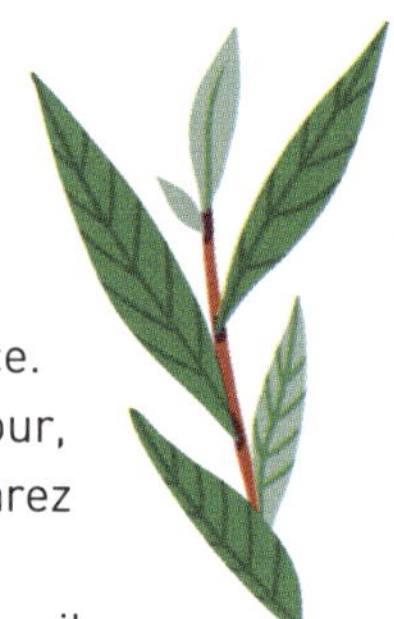

Comment l'utiliser? Faites bouillir de l'eau. Ajoutez-y des morceaux d'écorce. Laissez infuser pendant 5 à 10 minutes. Filtrez. Buvez 2 à 3 tasses par jour, pendant une semaine maximum. Et refaites l'infusion à chaque fois, n'en préparez pas d'avance.

Précautions : L'écorce contient de nombreux tanins. En cas de constipation, il ne faut pas en abuser. À éviter en cas de prise simultanée d'anticoagulants. À bannir aussi chez les femmes enceintes et les enfants de moins de 6 ans.

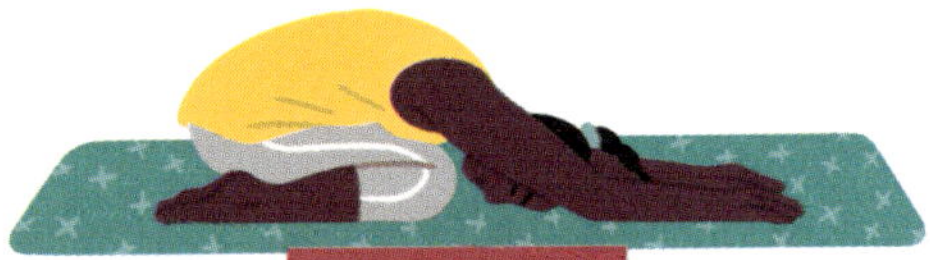

Chapitre 4

Mon mini-programme d'autorééducation

On peut véritablement agir pour son dos en étant attentif au fait de « l'entretenir » régulièrement. Voici des exercices simples et faciles à faire, qui ne demandent que peu de temps. La clé du succès, c'est la régularité !

Le programme en trois points

1. **Un échauffement rapide** pour préparer son corps à l'effort (en augmentant sa température), ses muscles (qui seront plus aptes à travailler sans se blesser), et son cerveau (on se recentre, on recapte sa concentration).
2. **Le renforcement musculaire** est la clef de voûte de toute rééducation d'un dos douloureux. Il est incontournable et obligatoire. L'idée est que, selon la douleur que vous présentez au quotidien, vous adapterez le nombre de séances à faire. Le programme établi est complet et vous permettra de renforcer tous les plans musculaires de votre dos. Rien n'est oublié !
3. **Les étirements,** c'est l'autre partie incontournable et obligatoire de la prise en charge d'un dos douloureux (et même d'un dos en général !). Il faut toujours enchaîner renforcement musculaire et étirements, c'est très important.

Le planning en un coup d'œil		
Profil 1 (voir p. 6) : programme à faire 1 à 2 fois par semaine	**Profil 2** (voir p. 6) : programme à faire 2 à 3 fois par semaine	**Profil 3** (voir p. 6) : programme à faire 5 fois par semaine

On commence par s'échauffer et respirer !

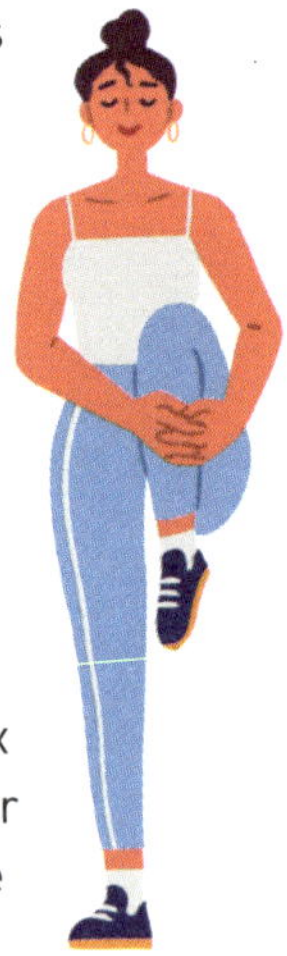

Commencez par sautiller sur place ou même courir doucement, pendant quelques minutes, pour faire augmenter la température de votre corps et ainsi chauffer les muscles (vous commencez un peu à transpirer) pendant au moins 5 minutes. En même temps, effectuez des mouvements de rotation doux de vos différentes articulations : poignets, tête, coudes, épaules, chevilles…

Sur quoi insiste-t-on ?

Il est important de coordonner ses mouvements et sa respiration. Pourquoi ? Parce que cela améliore la qualité de nos efforts et aussi notre concentration. Il faut donc focaliser son attention sur sa respiration et surtout ne jamais la retenir. On utilisera son nez pour inspirer : cela permet de filtrer l'air qui entre dans les poumons (grâce aux poils du nez). N'hésitez d'ailleurs pas à prendre de grandes inspirations pour augmenter l'oxygénation du sang. L'expiration, elle, pourra se faire ou par le nez ou par la bouche selon ce qui vous semble le plus naturel. Enfin, on pensera surtout à bien mobiliser ses muscles abdominaux comme ceux du périnée lors de la réalisation des exercices.

Le renforcement musculaire : on entre dans le vif du sujet !

Renforcer son cou

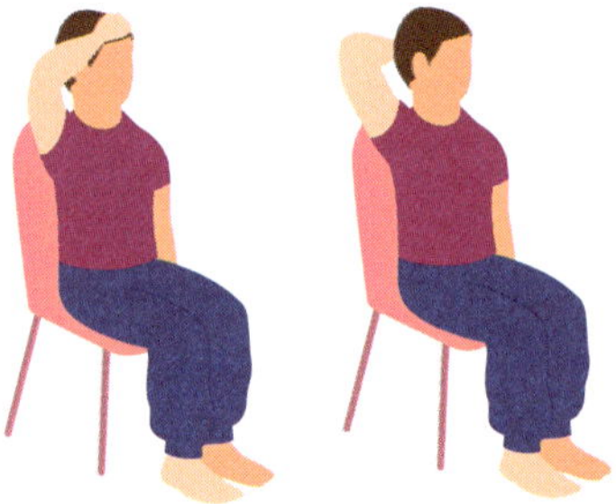

Travailler les muscles avant et arrière

Asseyez-vous sur une chaise, pieds bien posés à plat, dos bien droit.
Apposez votre main sur votre front. Vous allez créer une résistance en voulant pousser avec votre front contre votre main. Poussez par tranche de 5 à 10 secondes, puis relâchez par tranche de 5 à 10 secondes. Répétez l'exercice 5 fois. Pensez à bien respirer !
Refaites l'exercice mais cette fois-ci en venant mettre votre main derrière le crâne. On va venir ici pousser avec la tête vers l'arrière et contre la résistance exercée par sa main. Même principe : on pousse 5 à 10 secondes, puis on relâche. Répétez entre 5 et 10 fois.

Travailler les muscles de la rotation du cou

Asseyez-vous sur une chaise, pieds bien posés à plat, dos bien droit.
Dans un premier temps, tournez la tête à gauche.

Venez placer votre main droite bien à plat contre votre tempe droite. Vous allez créer une résistance en voulant pousser avec votre tempe contre votre main droite. Poussez par tranche de 5 à 10 secondes, puis relâchez par tranche de 5 à 10 secondes aussi. Répétez l'exercice 5 fois. Pensez à bien respirer !
Refaites l'exercice, mais en venant cette fois-ci mettre votre main gauche contre votre tempe gauche (la tête est toujours à gauche). Poussez vers l'arrière avec la tête toujours de profil et contre la résistance exercée par sa main gauche. On répète sur la même cadence l'exercice.

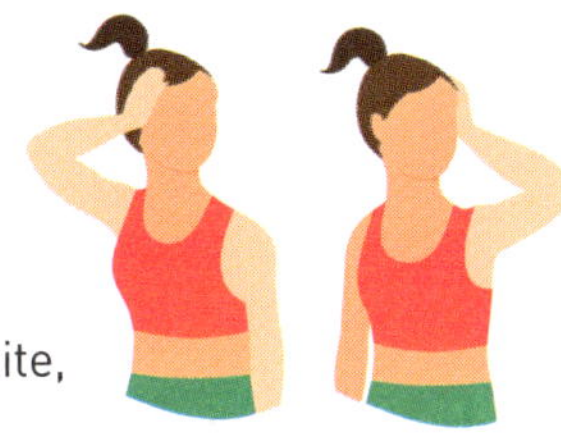

Dans un second temps, tournez la tête à droite. Mettez votre main gauche bien à plat contre votre tempe gauche. Poussez et relâchez selon la même cadence que précédemment.
Puis avec la main droite bien à plat, par l'arrière, contre la tempe droite, poussez et relâchez selon la même cadence que précédemment.

Renforcer le dos et les lombaires

La table

On se met à quatre pattes pour faire « la table ». Les épaules à la verticale des poignets, les genoux sous les hanches.
On va venir étirer la jambe droite tendue vers l'arrière, le pied fléchi, pendant que l'on étire le bras gauche vers l'avant. On maintient le dos bien en planche, on ne se cambre pas et on regarde vers le bas, la tête dans le prolongement du dos.
On maintient 5 secondes, puis on fait la même chose de l'autre côté. Enchaînez l'exercice 5 fois de chaque côté.

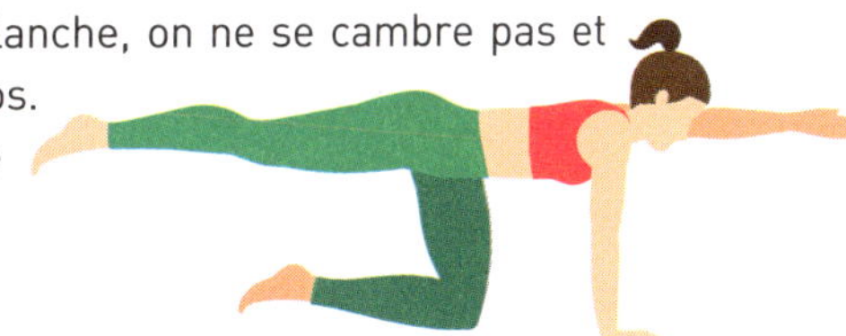

Le relevé de bassin

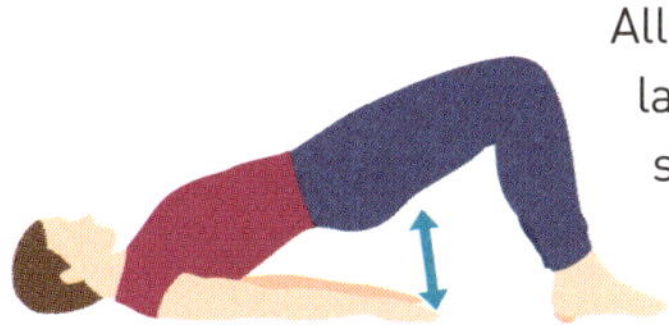

Allongé sur le dos, genoux fléchis, pieds à plat et écartés de la largeur des épaules, menton bien rentré, décollez le bassin en poussant sur les pieds, jusqu'à obtenir un segment « cuisses-bassin-tronc » aligné, puis serrez fort les fesses et les abdominaux (rentrez le ventre). Maintenez la position 5 secondes en respirant profondément. Recommencez 5 fois.

La planche

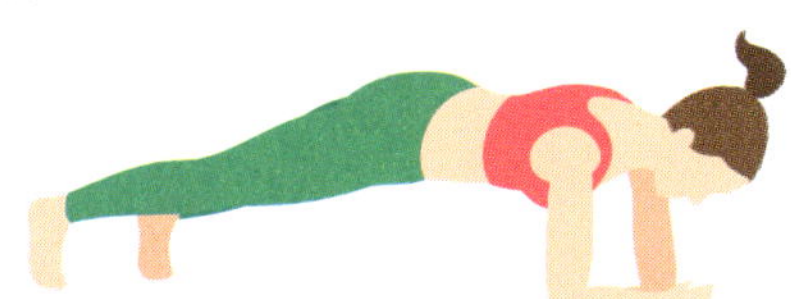

Positionnez-vous face au sol, en appui sur les avant-bras, les genoux et les pointes de pieds.
Décollez votre bassin et vos genoux, en appui sur vos pointes de pieds et vos avant-bras. Vous devez obtenir un alignement parfait des « jambes-cuisses-bassin-tronc-cou-tête » (soulevez légèrement les fesses, de manière à ne surtout pas cambrer) et contractez fortement vos abdos et vos fessiers.

Regardez vers le sol et respirez calmement en rentrant le ventre lors de l'expiration, afin de cibler intensément vos abdominaux profonds.
Maintenez cette position sans bouger pendant 5 secondes et tâchez de ne pas vous crisper, que ce soit au niveau des bras, de la nuque ou de votre respiration. Relâchez 5 secondes et répétez la planche 4 fois de plus.
Après 1 semaine, tentez de tenir 10 secondes, 5 fois de suite. Après 2 semaines, tentez de tenir 10 secondes, 10 fois de suite.

La planche latérale

Il s'agit de faire la planche, mais sur le côté, donc sur un seul avant-bras et en prenant appui sur la partie latérale du même pied, pendant que le second pied vient se poser sur le premier. On remonte bien la hanche qui est dans le vide, de manière à créer une belle ligne droite avec son corps. On contracte bien fort les abdominaux. On respire profondément, on ne retient pas sa respiration.

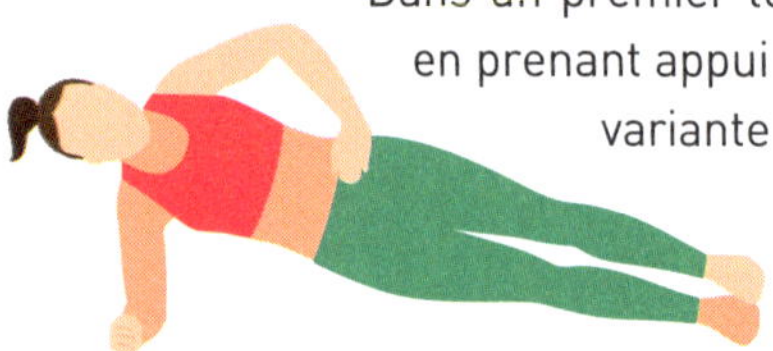

Dans un premier temps, vous pouvez réaliser cet exercice de manière simplifiée, en prenant appui sur un genou et non sur le pied, pour faciliter l'exécution. Cette variante est intéressante pour les débutants ou les personnes ayant une faiblesse au niveau du bras ou de l'épaule.
Tenez 5 secondes à chaque fois, en respirant bien, puis relâchez. Faites la même chose de l'autre côté. Enchaînez 5 fois de chaque côté.

Le *mountain climber*

Vous devez commencer au sol, dans une position semblable à celle des pompes. Tendez vos bras, paumes à plat au sol. Tout le poids de votre corps doit en effet reposer sur vos bras et sur la pointe des pieds. Si votre position est bonne, seuls vos mains et vos pieds doivent toucher le sol, et votre corps doit être bien aligné. Faites ensuite remonter alternativement vos genoux gauche et droit en les pliants de façon latérale par l'extérieur, au niveau de vos bras. Enchaînez le genou droit, puis le gauche, 10 fois de suite, en faisant les mouvements doucement et en serrant bien les abdominaux. Respirez bien profondément, ne retenez pas votre respiration.

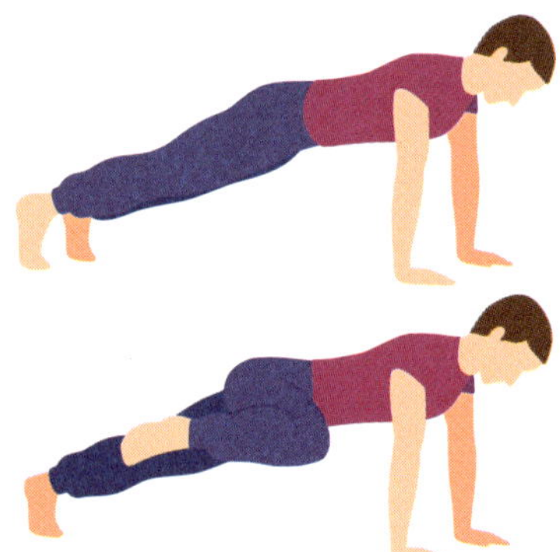

Renforcer ses abdominaux

Vous l'aurez sans doute remarqué, les exercices de gainage concernant le renforcement du dos ont déjà commencé à avoir raison de vos abdominaux. Vous avez bien senti que ça travaillait aussi de ce côté-là, le renforcement a déjà été entamé côté face ! Voici quelques exercices pour compléter ce renforcement.

Travail sur le droit de l'abdomen

Issu du yoga et du Pilates, cet exercice permet de renforcer en douceur le muscle qui donne les fameux «tablettes de chocolat».

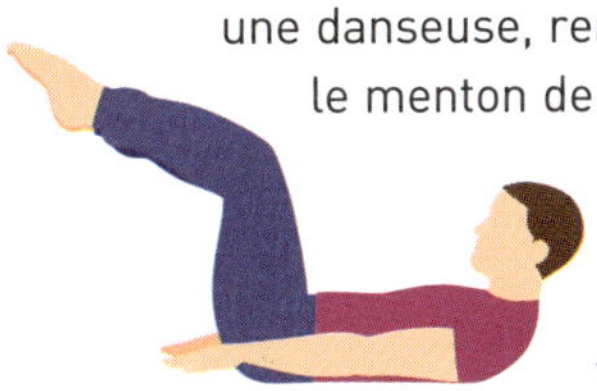

À plat dos, relevez vos cuisses à 90°, les jambes sont fléchies à 110°, les pointes tendues comme une danseuse, remontant un peu vers le haut. Soulevez la tête, de manière à rapprocher le menton de la poitrine, en contractant les abdominaux et le périnée, les bras et les mains bien tendus de part et d'autre du tronc, légèrement décollés du sol. Tenez la posture durant 30 secondes, puis relâchez en douceur, pendant 30 secondes. On répète 3 fois l'exercice. Pensez à respirer tranquillement et profondément et ne pas retenir votre respiration.

Travail des obliques

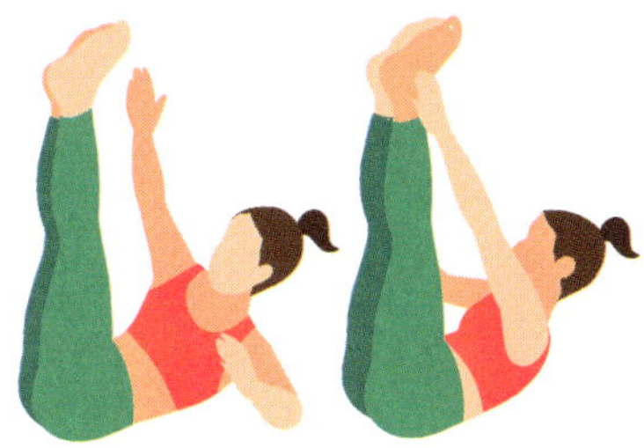

À plat dos, jambes à 90°, genoux légèrement fléchis, tendez le bras gauche vers le pied droit, doucement, en contrôle, en ramenant bien le menton vers la poitrine de manière à préserver le cou. Faites la même chose avec le bras droit vers le pied gauche. Répétez l'ensemble 10 fois de chaque côté. Puis, récupèrez pendant 30 secondes, le dos à plat, le cou relâché, les jambes fléchies et posées au sol. Refaites une deuxième série.

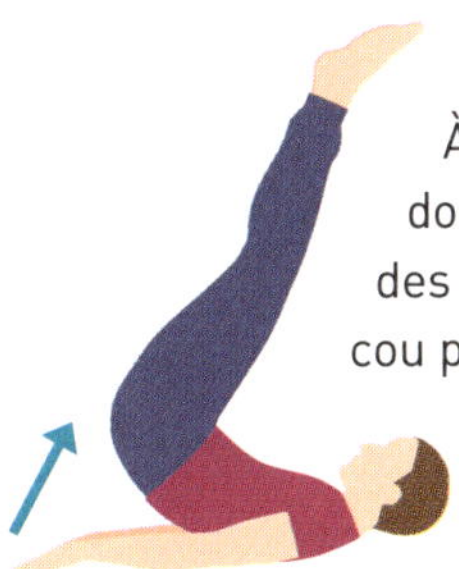

Un ventre bien plat

À plat dos, posez les bras et les mains bien à plat au sol, genoux pliés. Lancez doucement, et de manière contrôlée, les jambes vers le haut, droites, au-dessus des hanches. Utilisez vos bras et vos mains comme socle, pensez à étirer votre cou pour que le menton reste incliné vers le bas. Maintenez pendant 30 secondes la position, puis relâchez doucement, en contrôle, pour redescendre sur les fesses et dérouler la position. Recommencez l'exercice 3 fois, en laissant un temps de pause de 30 secondes à chaque fois.

Les étirements qui détendent

Assouplir son cou

Les muscles rotatifs

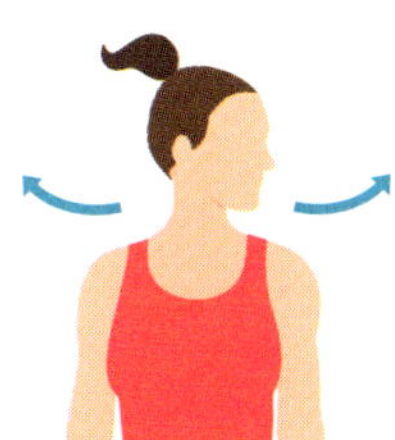

Assis sur une chaise, pieds bien à plat, jambes légèrement écartées, dos bien droit (pas en appui contre la chaise), tournez la tête vers la gauche, avec douceur, en regardant bien à l'horizontale, en essayant doucement d'aller le plus loin possible, tout en respirant profondément. On vient éventuellement compléter la rotation en appuyant avec les doigts de la main gauche, bien à plat sur la face externe droite du menton, pour aller plus loin dans la rotation. Tenez 10 secondes, puis relâchez et faites la même chose de l'autre côté. Effectuez 1 série de 3 cycles complets.

L'étirement des trapèzes

Nos trapèzes sont très souvent contractés. Apprendre à les étirer est extrêmement utile au quotidien, notamment pour les personnes qui travaillent de longues heures devant des ordinateurs portables.

Le trapèze supérieur

On commence par étirer l'arrière du cou. Pour cela, vous pouvez être debout ou assis, le dos bien droit. Inclinez la tête vers l'avant, relâchez les muscles au maximum. Posez les mains de part et d'autre du bas du crâne pour exercer doucement une pression qui va permettre de rapprocher de plus en plus le menton du sternum. Respirez en profondeur, sans forcer : vous sentez vos muscles se détendre. Tenez 5 secondes, puis relâchez. Essayez de tenir 10 secondes la fois suivante. Répétez 5 fois l'étirement.

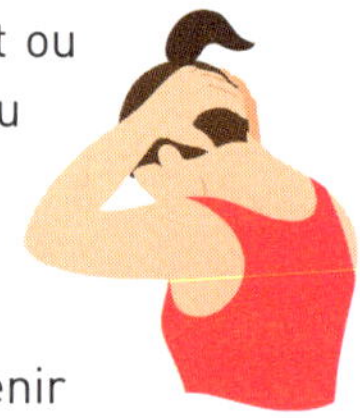

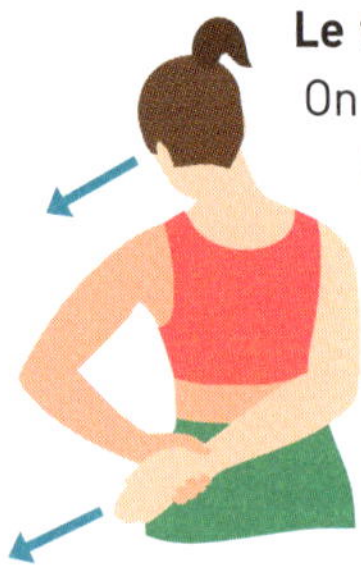

Le trapèze inférieur

On continue l'étirement du trapèze. Positionnez-vous debout ou assis, le dos droit. Derrière les fesses, attrapez la main droite avec la main gauche. Tirez doucement sur le bras droit avec le bras gauche, et, en même temps, inclinez la tête vers la gauche, doucement. Respirez tranquillement et essayez de vous détendre et de tirer de plus en plus. Maintenez 5 secondes, puis relâchez. Recommencez l'exercice de l'autre côté, cette fois-ci, en tirant avec le bras droit sur le poignet gauche et en inclinant la tête vers la droite. Petit à petit, on tentera de maintenir plutôt 10 secondes. Répétez 5 cycles.

Étirement latéral

Finissez d'étirer vos trapèzes par un dernier exercice. Il se réalise assis, le dos droit, ou debout. Regardez devant vous et, en passant par-dessus la tête, les doigts bien aplatis, venez chercher la tempe gauche avec la main droite pour incliner tout en douceur la tête vers la droite. Exercez une pression progressive avec la main droite. Pensez à bien accompagner l'étirement de votre respiration. On tient 5 secondes, puis on relâche. Enchaînez avec le côté opposé (cherchez la tempe droite avec la main gauche, pour venir incliner la tête à gauche). Répétez 5 fois de chaque côté. Petit à petit, on tentera d'allonger progressivement le temps d'étirement à 10 secondes.

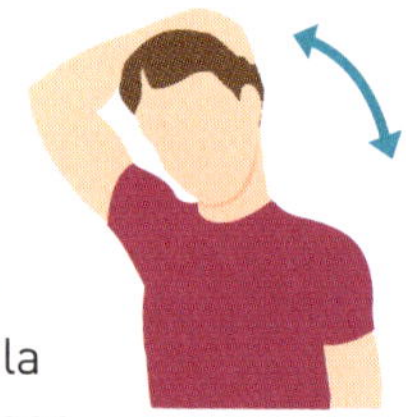

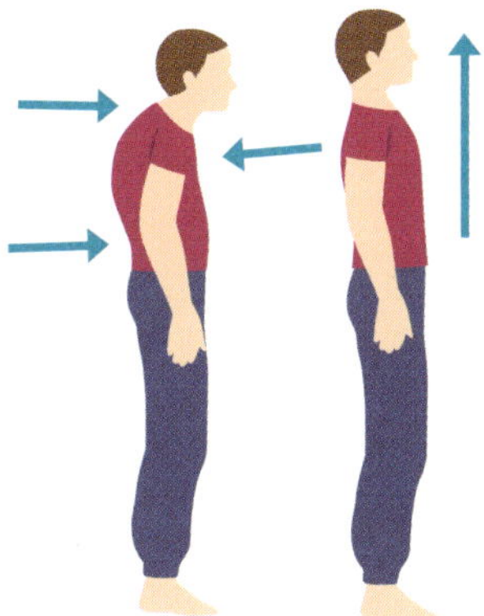

Détendre la colonne

L'auto-agrandissement

Les exercices visant à « s'auto-agrandir » peuvent être réalisés à n'importe quel moment de la journée, dans le bus, en train de faire la queue à la caisse d'un supermarché, etc. On va pour cela faire l'effort de se tenir bien droit : redressez votre dos et inclinez légèrement le menton, contractez vos abdominaux, pivotez le bassin vers l'avant, de manière à être moins cambré et contractez vos fesses. Essayez de tenir le tout durant 5 secondes, puis relâchez. Recommencez au moins 5 fois et, petit à petit, tentez d'allonger l'exercice à 10 secondes.

L'arrière du dos

Étirer les lombaires

Trouvez une table ou un meuble contre lequel vous appuyer. Positionnez-vous face au meuble, écartez légèrement les pieds, maintenez les jambes droites et venez pencher le buste en avant, jusqu'à dessiner un angle droit avec les jambes et en appuyant le bout des doigts sur le meuble. Les bras doivent être bien étirés et le dos le plus droit possible, le menton toujours bien rentré, presqu'appuyé contre la poitrine. Concentez-vous bien sur le fait de venir aplanir la zone des lombaires, de manière à dessiner le plus possible une planche avec votre dos. Respirez bien, et tentez d'étirer de plus en plus au fil des respirations. Tenez 10 secondes et répétez le mouvement 5 fois, en relâchant doucement entre chaque cycle.

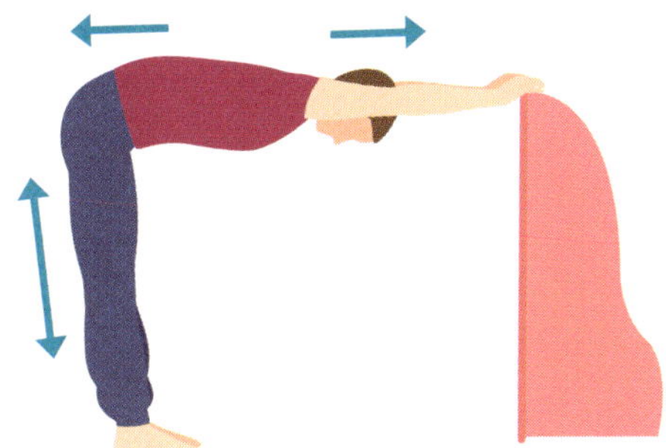

Et toute la colonne

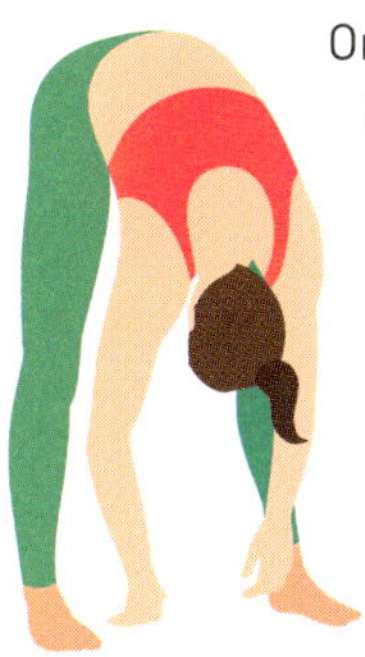

On va ensuite enchaîner sur un étirement de tout le dos, y compris du cou. De la position debout, penchez-vous tout doucement en avant en arrondissant le dos, sans relever les épaules, en relâchant le cou et les bras qui vont peut-être aller toucher le sol (si ce n'est pas le cas, ce n'est pas grave, ne forcez pas !). Pensez à détendre complètement le cou en laissant tomber la tête. Si vous sentez que ça tire trop en arrière des genoux, soulagez vos jambes en fléchissant légèrement les genoux. Restez détendu et relâché, et respirez bien. Tenez 5 secondes, puis redressez-vous tout doucement. Recommencez 4 fois et essayez peut-être de tenir quelques secondes de plus à chaque fois, pour atteindre 10 secondes.

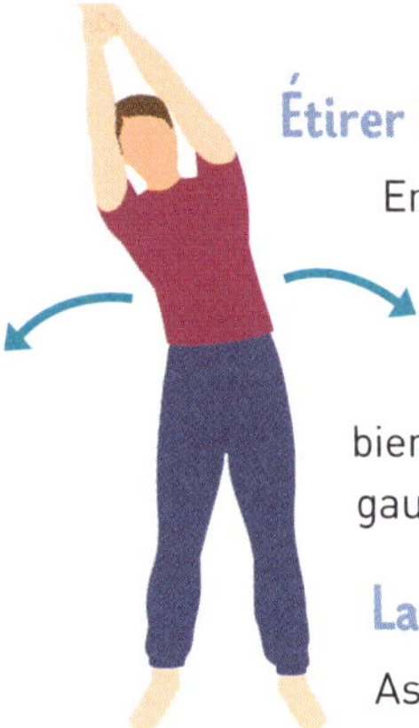

Étirer les muscles latéraux du tronc

En position debout, bras tendus vers le ciel, la main droite tenant le poignet gauche, inclinez légèrement le tronc du côté droit, en évitant de faire pivoter votre buste, c'est-à-dire en restant bien de face. On ira encore plus loin dans l'étirement en tirant sur le bras gauche avec le bras droit. Respirez bien profondément et tenez 5 secondes. Faites ensuite la même chose du côté gauche en tirant sur le bras droit.

La torsion

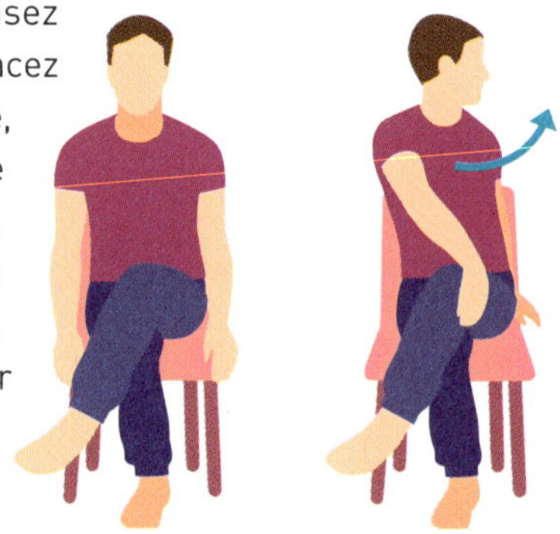

Assis sur une chaise, le dos bien droit, croisez les jambes (la gauche par-dessus la droite). Placez votre main droite sur le côté de votre genou gauche, bras tendu. De l'autre côté, avec la main gauche, saisissez l'arrière de la chaise et tournez la tête vers la gauche, puis les épaules, et tout le tronc, en maintenant le bas du dos le plus droit possible contre la chaise, et les fesses bien à plat. Avec la main droite, exercez une pression sur l'extérieur du genou, de manière à tenter de le ramener vers la droite. Respirez bien profondément et restez 5 secondes dans cette posture avant de relâcher. Ensuite répétez du côté opposé.

Étendre les muscles du bassin

Étendez-vous sur le dos, les bras le long du corps, et pliez votre jambe droite de manière à ce que votre pied droit soit à plat sur le sol. Puis, placez la partie externe de votre cheville gauche sur votre genou droit, en ouvrant bien la hanche gauche. Agrippez la jambe droite par l'arrière de la cuisse droite et tirez légèrement avec les deux mains pour ramener la cuisse vers le buste, sans pour autant soulever ni la tête ni le dos. Veillez à ce que le menton reste bien incliné vers le bas. Respirez profondément, puis essayez de ramener un peu plus la cuisse droite vers le buste. Tenez au moins 5 secondes dans cette position, puis relâchez et recommencez l'exercice de l'autre côté. Répétez le cycle 3 fois.

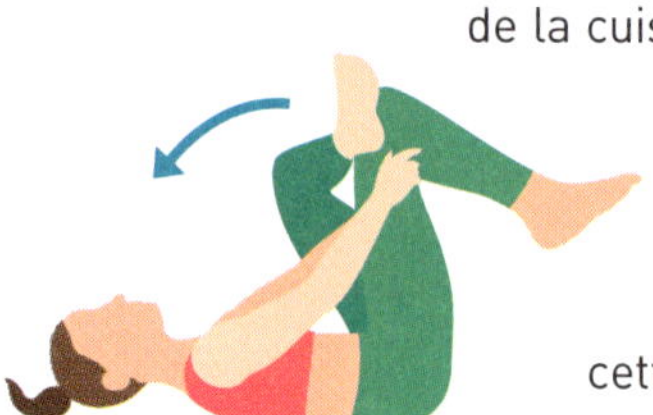

L'ordonnance santé

Il faut bien garder en tête qu'il existe des solutions, des vraies, des bonnes, des pérennes, pour améliorer la santé de votre dos. Selon les types de profils définis en début de cahier (voir p. 6), on retiendra :

Pour les personnes ayant eu une ou deux alertes, mais sans plus (profil 1)

- *Il n'est jamais trop tôt pour ménager et bichonner votre dos !* Si vous n'avez eu jusqu'à présent que de brefs épisodes douloureux, n'imaginez pas qu'en ne faisant rien, votre dos s'en portera bien... On sait désormais que le laisser-aller ne fonctionne souvent pas très bien ! En adoptant une bonne hygiène de vie, vous vous donnez les meilleures chances de conserver longtemps un dos solide et souple.

Pour les personnes qui ont déjà connu des douleurs ponctuelles très importantes ou qui vivent déjà avec de véritables gênes (profils 2 et 3)

- *Soulager ses douleurs sans déclencher d'effets néfastes, c'est le défi !* Les antalgiques et les anti-inflammatoires peuvent être utiles, bien sûr. Cependant, ils peuvent être mal supportés. N'hésitez pas à rester actif, à vous aider de méthodes plus douces comme l'apposition locale de la chaleur ou du froid, ou encore le recours aux massages.
- *Les traitements complémentaires, c'est très utile !* Les séances régulières de kinésithérapie, les cures de plantes, le travail sur le stress, une meilleure hygiène de vie et, bien sûr, le travail sur les postures statiques et actives au quotidien.
- *S'investir dans la prise en charge de son dos, rien de tel pour le moral !* Les soucis de dos ne se guérissent pas souvent, mais on peut les stabiliser en grande partie, les faire « s'oublier » sur de longues périodes... Ne restez pas sédentaire, faites régulièrement les exercices conseillés, vous constaterez que vous progressez (moins de douleurs, plus de fluidité dans les mouvements...) !

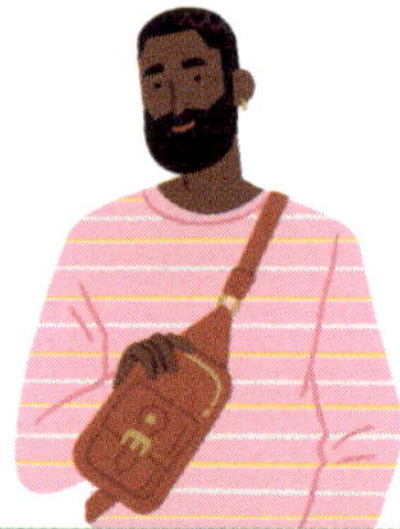

On se revoit dans 6 mois...

Avec ce cahier, vous avez en main toutes les solutions pour mieux comprendre, prévenir et soulager votre mal de dos. Comment allez-vous les mettre en pratique ? Quelles habitudes adopterez-vous ? Quels traitements vous seront bénéfiques ? Faites le bilan.

Côté traitement : 5 questions pour faire le point

Vous avez fait des séances de rééducation chez le kinésithérapeute	☐ OUI	☐ NON
Vous faites tous les jours les exercices recommandés par votre kinésithérapeute	☐ OUI	☐ NON
Vous avez utilisé les techniques manuelles comme les massages, l'application de chaleur ou de froid pour calmer vos douleurs	☐ OUI	☐ NON
Vous avez réduit votre consommation de médicaments antalgiques	☐ OUI	☐ NON
Vous avez corrigé les postures sur lesquelles vous aviez tendance à vous faire mal	☐ OUI	☐ NON

Côté prévention : 5 questions pour faire le point

Vous avez mis en place au quotidien de meilleures habitudes concernant vos postures, quand vous restez statique	☐ OUI	☐ NON
Vous avez mis en place au quotidien de meilleures habitudes concernant vos mouvements, afin de mieux « utiliser » votre dos	☐ OUI	☐ NON
Vous pratiquez désormais du sport au moins une fois par semaine	☐ OUI	☐ NON
Vous avez mis en place des séances d'étirements et de renforcement musculaire	☐ OUI	☐ NON
Vous avez désormais un sas de décompression pour évacuer votre stress à travers la pratique de la méditation, de la sophrologie ou d'une autre activité	☐ OUI	☐ NON

Pour vous situer

TOTAL DE OUI

- **Plus de 5 OUI :** vous avez fait de sacrés progrès, bravo ! Poursuivez dans ce sens pour continuer à améliorer votre qualité de vie.
- **Moins de 3 OUI :** vous êtes sur le bon chemin. Pour mettre toutes les chances de votre côté, agissez plus au lieu de subir, en suivant bien les conseils qui vous sont donnés.

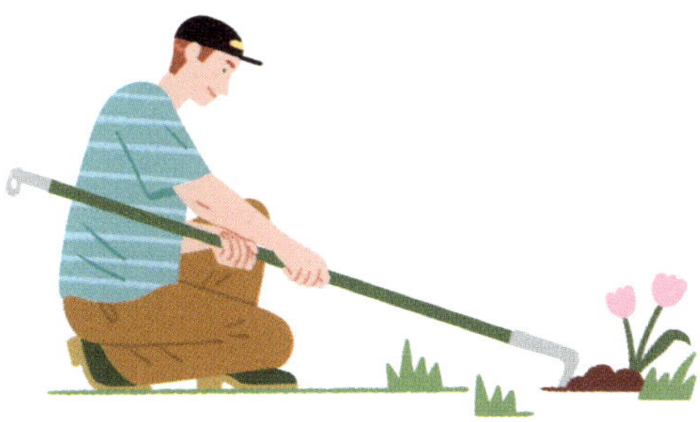

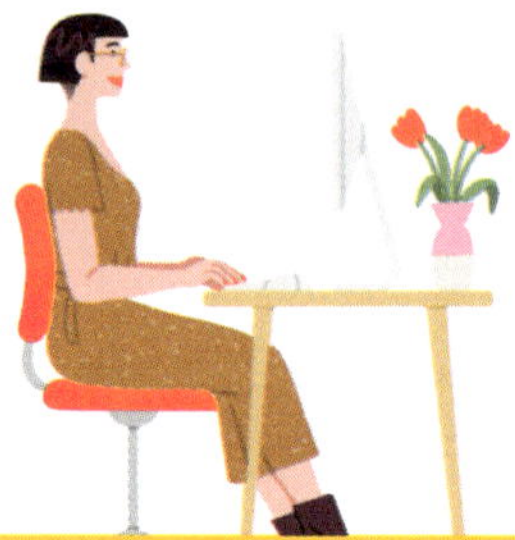

Pour en savoir plus

Notes et références

Partie 1 – Chapitre 1

- *Anatomie de la colonne vertébrale : nouveaux concepts*, Jean-Marc Vital, Sauramps Médical, 2016.

Partie 1 – Chapitre 2

- «Lombalgie chronique, définition et prise en charge», *La Revue du praticien*, vol 58, p. 265-271, 2008.

Partie 1 – Chapitre 3

- *Stop au mal de dos*, Dr Gilles Mondoloni, Solar Santé, 2015.
- www.la-hernie-discale.fr
- www.inserm.fr/information-en-sante/dossiers-information/arthrose
- www.has-sante.fr/portail/jcms/c_1725979/fr/arthrose-leparacetamol-en-1re-intention-lors-des-crises-douloureuses
- http://campus.cerimes.fr/rhumatologie/enseignement/rhumato34/site/htm l/1_2.html
- www.neuro-chirurgie.org/BEFR/site/w-stenose-lumbaal.aspx
- https://eurekasante.vidal.fr/maladies/appareil-locomoteur/arthroserhumatismes.html?pb=traitements
- *Le Guide des plantes qui soignent*, Vidal, 2010.
- Herbal medicines for human use, European Medicin Agency, 2010 (www.ema.europa.eu)
- www.hassante.fr/portail/upload/docs/application/pdf/osteoporose_synthese.pdf

Partie 1 – Chapitre 4

- «Lombalgie chronique, définition et prise en charge», *La Revue du praticien*, vol 58, p. 265-271, 2008.
- https://public.larhumatologie.fr/grandes-maladies/le-mal-de-dos-lombalgie-lomboradiculalgie
- *Pour en finir avec le mal de dos*, Bernadette de Gasquet, Albin Michel, 2016.
- https://methode-mezieres.fr
- www.topsante.com/medecine/mal-de-dos/la-therapie-pcp-une-methode-pour-soulager-le-mal-de-dos-42785
- www.ecoledudos.org

Partie 2 – Chapitre 1

- *Stop au mal de dos*, Dr Gilles Mondoloni, Solar Santé, 2015.
- *Le Grand Livre des bonnes postures*, Ziad Sadaka, Leduc.S Pratique, 2018.

Partie 2 – Chapitre 2

- www.mangerbouger.fr
- *Yoga anatomie : les muscles*, Raymond A. Long, La Plage, 2015.
- *Yoga anatomie : les postures*, Raymond A. Long, La Plage, 2015.

- www.nutrialys.fr/wp-content/uploads/2016/09/Guide-des-aliments2016.pdf
- *L'Homme douloureux*, G. Simonnet, B. Laurent, D. Le Breton, Odile Jacob, 2018.
- www.dgs-academy.com/fr/therapie-des-points-trigger/therapie-manuelle-des-points-trigger

Partie 2 – Chapitre 3

- www.dgs-academy.com/fr/therapie-des-points-trigger/therapie-manuelle-des-points-trigger
- *Le Guide des plantes qui soignent*, Vidal, 2010.
- Herbal medicines for human use, European Medicin Agency, 2010 (www.ema.europa.eu)

Partie 2 – Chapitre 4

- www.mangerbouger.fr
- www.lotus-bouche-cousue.fr/programmes/secrets-gainage-efficace

Références générales

- Assurance Maladie : www.ameli.fr/assure/actualites/mal-de-dos-la-campagne-de-sensibilisation-est-de-retour
- Poiraudeau S., Lefevre-Colau MM., Fayard F., *et al.*, « Low back pain », EMC Rhumatol Orthop. 2004, Vol 1:295-319.
- www.passeportsante.net/fr/Maux/Problemes/Fiche.aspx?doc=mal-de-dos-facteurs-de-risque
- *Le Grand Livre de l'arthrose*, Jérôme Auger et Pr Francis Berembaum, Eyrolles, 2016.
- Obésité, perte de poids et lombalgie : www.em-consulte.com/article/1030543/obesite-perte-de-poids-et-lombalgie

Carnet d'adresses

Il existe des services spécialisés dans la prise en charge des pathologies du dos :

- Centre du rachis, Hôpital Saint Joseph à Paris
- Le Centre du rachis, 27 Bd Victor Hugo, Clinique Ambroise Paré à Neuilly sur Seine
- L'Institut parisien du dos, 6 rue Lacépède à Paris
- Service rachis, groupe hospitalier de la Pitié Salpétrière à Paris
- Service chirurgie du rachis, Hôpital Privé Clairval à Marseille
- Service rachis, Clinique des Cèdres à Cornebarrieu
- Pôle rachis, CHU Pellegrin à Bordeaux
- Service rachis, Hôpital Privé Saint Martin Pessac
- Pôle rachis, Hôpital privé Saint Martin à Caen
- Centre du rachis, Clinique du Millénaire à Montpellier
- Centre du rachis, Clinique Bretèche-Viaud, Site Bretèche à Nantes
- Centre du rachis, Polyclinique de Navarre à Pau
- Centre du rachis, Clinique des Diaconesses à Strasbourg
- Service rachis, Hôpital universitaire à Strasbourg
- Service rachis, Hôpital neurologique Pierre Wertheimer à Lyon
- Service rachis, CHU de Reims
- Service rachis, CHU de Lille
- Service rachis, CHU de Nantes
- Service rachis, Hôpital privé les Franciscaines à Nîmes

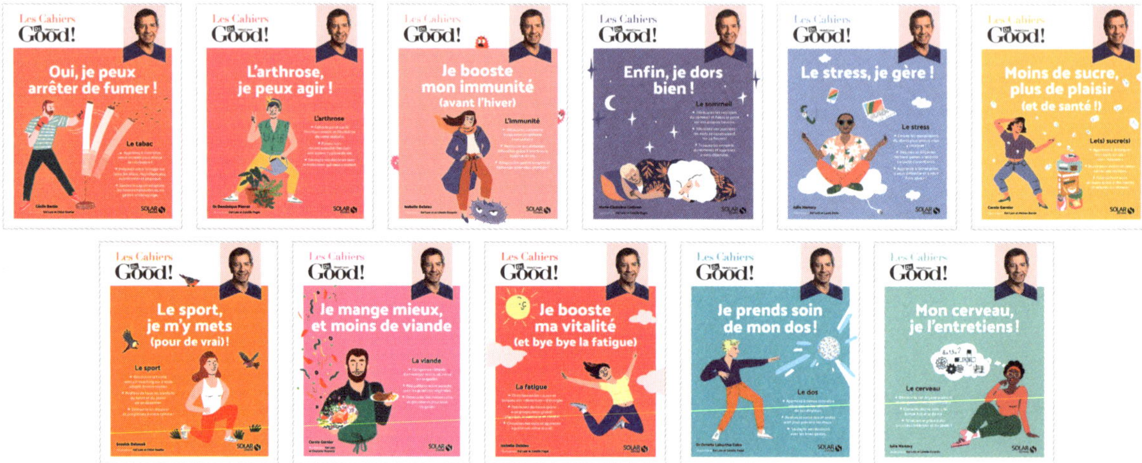

Direction : Jean-Louis Hocq
Direction éditoriale : Marion Guillemet
Collaboration éditoriale : Stéphane Dellazzeri
Responsable d'édition du projet : Lama Younès Corm
Suivi de production éditoriale : Camille Batschelet-Prieur
Conception de la maquette intérieure et de la couverture : Stéphanie Brepson
Photo de couverture : © Alex Mahieu
Correction : Dominique Pérot-Poussielgue/Plume-sur-Loire
Mise en pages et réalisation des illustrations des postures : Nord Compo
Fabrication : Laurence Duboscq

ISBN : 978-2-263-17316-5
Code éditeur : L17316
Dépôt légal : mars 2021
Imprimé en France par Imprimerie Clerc à Saint-Amand-Montrond

Solar, un département Edi8
92, avenue de France
75013 Paris